DIE HEMMKÖRPER=HÄMOPHILIE

VON

Dr. ERWIN DEUTSCH

ASSISTENT DER I. MEDIZINISCHEN UNIVERSITÄTSKLINIK
WIEN

MIT 8 TEXTABBILDUNGEN

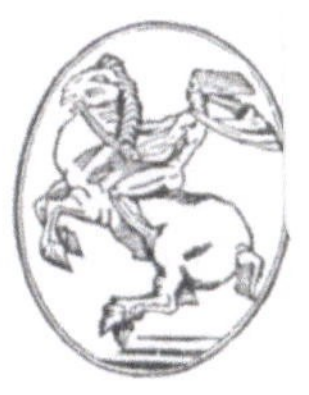

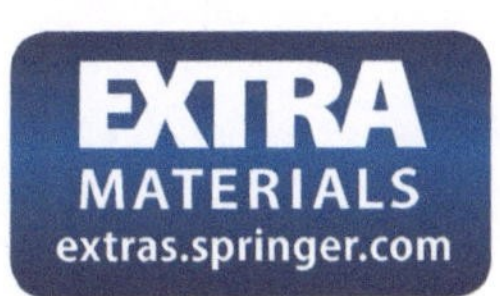

Springer-Verlag Wien GmbH
1950

Aus der ersten mediz. Universitätsklinik in Wien (Vorstand: Prof. Dr. *Ernst Lauda*).

(Auszugsweise vorgetragen in der wissenschaftlichen Sitzung der Wiener Gesellschaft für innere Medizin am 7. Oktober 1948.)

Geleitwort.

Mein Assistent, Dr. *Deutsch,* machte bei einem Patienten der Klinik die Beobachtung einer ungewöhnlichen Form einer hämophilieartigen, hämorrhagischen Diathese. Er konnte in einer mustergültigen systematischen Untersuchung den Beweis führen, daß der Gerinnungsstörung ein Hemmungskörper zugrunde liegt, der im Blute dieses Kranken kreist. Aus der Weltliteratur sammelte *Deutsch* 16 Einzelbeobachtungen, die er nach kritischer Sichtung zur gleichen Erkrankungsgruppe zu rechnen berechtigt war. Auf Grund seiner Einzelkasuistik und auf Grund des Literaturstudiums stellt *Deutsch* ein neues Krankheitsbild, das der Hemmkörperhämophilie, auf.

Eine Einzelkasuistik kann im allgemeinen nicht die Grundlage für die Aufstellung neuer Krankheitsbegriffe geben, ich glaube aber, daß jeder, der die Ausführungen des Kollegen *Deutsch* studiert, zur Überzeugung gelangen muß, daß dieser Grundsatz für Krankheiten so seltenen Vorkommens nicht Geltung haben kann und daß ein besonders erfahrener Fachmann auf dem einschlägigen Gebiete, der die in der Literatur vorliegenden, offenbar gleichartigen Einzelbeobachtungen kritisch zu sichten imstande ist, doch auch die Berechtigung hat, nach genauem Studium auch nur eines solchen seltenen Falles und gestützt auf die Weltliteratur den Versuch zu machen, ein neues Krankheitsbild aufzustellen. Dieser Versuch ist dem besonderen Kenner der Gerinnungsprobleme und dem exakten Bearbeiter seines Einzelfalles, Dr. *Deutsch,* vollauf gelungen und er war meiner Überzeugung nach daher auch berechtigt, zur Darstellung der Hemmkörperhämophilie die Buchform zu wählen.

W i e n, Ostern 1950.

E. Lauda.

Vorwort.

Die Gerinnungsforschung hat in den letzten zehn Jahren bedeutende Fortschritte gemacht. Es wurde eine Reihe neuer Gerinnungsfaktoren beschrieben und ihre Beziehung zueinander erfolgreich untersucht. Dadurch wurden neue Einblicke in die Kinetik dieses komplizierten Geschehens erhalten. Konform mit diesen Fortschritten erfuhren auch unsere Kenntnisse der Ursachen und Abläufe verschiedener hämorrhagischer Diathesen eine wesentliche Erweiterung, die auch zu einzelnen schönen therapeutischen Erfolgen führte. Dennoch ist die Diagnostik und Therapie der hämorrhagischen Diathesen ein sehr unbefriedigendes Kapitel der inneren Medizin geblieben. Immer wieder stehen wir am Krankenbett und können die erhobenen Befunde der Gerinnungsanalyse untereinander oder diese mit der Anamnese des Patienten und den dargebotenen Symptomen nicht in Übereinstimmung bringen. Sehr oft kommen wir zu keiner (befriedigenden) Abschlußdiagnose. Die Ursache hiefür ist nicht nur in unserem beschränkten Wissen auf diesem Gebiete und den unzulänglichen Untersuchungsmethoden gelegen, sondern es besteht tatsächlich eine derartige Vielfalt von Variationsmöglichkeiten, daß eine Unzahl ungewöhnlicher Krankheitsbilder zustandekommen kann. Ein Patient, bei dem klinisch das typische Symptomenbild der Hämophilie bestand, Verlauf und Anamnese aber damit nicht in Einklang gebracht werden konnten, wurde Anlaß der vorliegenden Untersuchungen. Die genaue Gerinnungsanalyse zeigte, daß tatsächlich ein völlig anderes, noch unbekanntes Krankheitsbild vorlag.

Die vorliegende Arbeit wurde im Herbst 1947 begonnen und im April 1948 beendet, knapp bevor der Patient einer septischen Komplikation seiner Erkrankung erlag. Wir führten diese Untersuchungen aus zeitbedingten Gründen noch unter recht beträchtlichen technischen Schwierigkeiten und abgeschnitten von der modernen ausländischen Literatur durch. Wie sich später zeigte, waren wir in zahlreichen Punkten völlig andere Wege gegangen als einzelne amerikanische

Autoren in den wenigen bis zum Zeitpunkt des Abschlusses unserer Untersuchungen beschriebenen ähnlichen Fällen. Gerade dies dürfte jedoch den Wert der vorliegenden Untersuchungen wesentlich erhöhen und ihre ausführliche Darstellung rechtfertigen.

Bei dem Vergleich der allmählich zugänglich werdenden Krankheitsfälle erkannten wir bald, daß hier eine besondere Gesetzmäßigkeit vorlag, die uns berechtigte, diese Fälle zusammenzufassen und von einer neuen Krankheitseinheit zu sprechen. Wir haben uns daher entschlossen, dieses Krankheitsbild, von dem uns bis dahin sieben Fälle aus der Literatur zugänglich geworden waren, unter dem Namen *Hemmkörperhämophilie* in der wissenschaftlichen Sitzung der Wiener Gesellschaft für innere Medizin am 7. Oktober 1948 vorzustellen und konnten die völlig abgeschlossene Deutung auf der Tagung der Deutschen Gesellschaft für Kinderheilkunde vom 26. bis 28. September 1949 in Düsseldorf vortragen.

Nach Abschluß der Korrektur dieser Monographie ist in der Zeitschrift „Blood", Band 4, Heft 1, 1950, von *O. M. Dreskin* und *N. Rosenthal* ein weiterer derartiger Fall beschrieben worden. Die Autoren kommen auf Grund des Vergleiches ihres Falles mit den ihnen aus der Literatur zugänglichen zu denselben Schlußfolgerungen wie wir und sind ebenfalls der Ansicht, daß hier ein genau umschriebenes Krankheitsbild vorliege, für welches sie die Bezeichnung „Hämophiloid" vorschlagen. Wir möchten trotzdem bei der von uns geprägten Bezeichnung des Krankheitsbildes bleiben, da wir der Ansicht sind, daß der von uns vorgeschlagene Name nicht nur die Ähnlichkeit der klinischen Symptome mit denen der Hämophilie zum Ausdruck bringt, sondern auch auf den Charakter der Gerinnungsstörung und die Ursache hinweist. Außerdem wird mit dem Namen Hämophiloid seit 1926 von *Mas y Magro* ein vaskulär bedingtes Blutungssyndrom bezeichnet, das vorwiegend bei jungen Männern zur Zeit der Pubertät meist familiär, manchmal auch sporadisch auftritt, bei dem Abweichungen vom normalen Gerinnungsablauf fehlen und das zu mittelschweren Schleimhautblutungen insbesondere aus der Nase führt. Die Gleichheit der Bezeichnung für zwei völlig verschiedene hämorrhagische Diathesen würde zu neuen Schwierigkeiten in der ohnedies schon sehr unübersichtlichen Nomenklatur der hämorrhagischen Diathesen führen.

Ich möchte hier allen jenen danken, die durch ihren Rat und ihre verständnisvolle Förderung den Erfolg dieser Untersuchungen ermöglicht haben, vor allem Seiner Spektabilität, Herrn Prof. Doktor *E. Lauda*, Vorstand der I. Medizinischen Universitätsklinik in Wien, sowie Herrn Prof. Dr. *F. Th. Brücke,* Vorstand des Pharmakologischen Institutes der Universität Wien, Herrn Prof. Dr. *Schwarz-Wendel*, Vorstand des Physiologischen Institutes der Universität Wien, Herrn Prof. *Wessely*, damaligem Vorstand des Medizinisch-chemischen Institutes der Universität Wien, sowie Herrn Dozenten Dr. *Auerswald* und Herrn Dr. *Werner*.

In diesem Zusammenhang sei auch der Firma Hoffmann La Roche, Basel, für die Beschaffung eines großen Teiles der mir nicht zugänglichen Originalliteratur bestens gedankt.

Besonderer Dank gebührt jedoch dem Springer-Verlag, Wien, und seinem Inhaber, Herrn *Otto Lange,* der zu einem Zeitpunkt, in dem eine ausführliche Veröffentlichung der vorliegenden Untersuchungen nahezu unmöglich schien, sie doch in dieser schönen Ausführung ermöglichte.

W i e n, im April 1950.

Dr. Erwin Deutsch.

Inhaltsverzeichnis.

Seite

I. Die Theorien der Blutgerinnung unter besonderer Berücksichtigung der Vorphase 1

II. Die Gerinnungsstörung der hämorrhagischen Diathesen unter besonderer Berücksichtigung der Hämophilie 15

   1. Allgemeine Übersicht 15

   2. Die Natur der Gerinnungsstörung bei Hämophilie 21

      a) Ausschluß von Veränderungen an den klassischen Gerinnungsfaktoren 21

      b) Das Verhalten der Thrombozyten bei Hämophilie 22

      c) Die plasmatische Genese der Gerinnungsstörung bei Hämophilie 24

III. Die Hämophilie 31

   1. Symptomatologie der Hämophilie 31

   2. Erblichkeit der Hämophilie 35

   3. Die sporadische Hämophilie 37

IV. Ein Fall von atypischer hämophiler Gerinnungsstörung 37

   Anamnese und klinische Befunde 37

V. Experimentelle Untersuchungen 42

   A. Methodik 42

      1. Blutungszeit 42

      2. Gerinnungszeit 42

      3. Bestimmung der Recalcifikationszeit nach *Dyckerhoff, Goossens* und *Schwandtke* 42

      4. Prothrombinbestimmung 43

      5. Bestimmung des Antithrombins 44

      6. Bestimmung des Prothrombinverbrauches 44

      7. Darstellung der Thrombokinase nach *Quick, Stanley-Brown* und *Bancroft* 45

      8. Darstellung der Thrombozytenaufschwemmung 46

      9. Darstellung der Thrombozytenthrombokinaselösung 46

      10. Darstellung des Faktors V nach *Owren* 46

      11. Darstellung eines gereinigten faktor-V-freien Prothrombins nach *Owren* 47

      12. Darstellung des Fibrinogens nach *Mellanby*, modifiziert nach *Owren* 48

	Seite
B. Ergebnisse	49
1. Nachweis eines im Blute kreisenden Hemmkörpers als Ursache der Gerinnungsstörung	49
2. Untersuchungen über die Identität des Hemmkörpers mit dem physiologischen Antithrombin	53
3. Untersuchungen über die Identität des Hemmkörpers mit Heparin	53
4. Untersuchungen über die Identität des Hemmkörpers mit Anticephalin	58
5. Das chemische Verhalten des Hemmkörpers	58
a) Fällungsmethoden	58
b) Elektrophoretische Untersuchung der Hemmkörperfraktion, gemeinsam mit Dr. *G. Werner*	61
c) Die Wirkung von Lipoidextraktion auf den Hemmkörper	65
d) Widerstandsfähigkeit des Hemmkörpers gegen Lagerung und Hitzeeinwirkung	66
e) Einfluß der Inkubationszeit	67
f) Zusammenfassung	67
6. Untersuchungen über den Angriffspunkt im Gerinnungsablauf	68
a) Beeinflussung der II. Phase	68
b) Beeinflussung der I. Phase	69
α) Beeinflussung des Faktors V	69
β) Beeinflussung der Gewebs-Thrombokinase	69
γ) Beeinflussung der Thrombozytenthrombokinase	72
c) Beeinflussung der Vorphase der Blutgerinnung	75
d) Beeinflussung des Prothrombinverbrauches während der Gerinnung	76
e) Zusammenfassung	77
7. Beeinflussung der Gerinnung durch Kulturfiltrate	77
VI. Vergleich der eigenen Untersuchungsergebnisse mit denen anderer Autoren an ähnlichen Fällen	78
1. Bisher beobachtete, durch Hemmkörper bedingte Formen hämorrhagischer Diathesen	78
2. Besprechung der Ergebnisse	84
3. Die Ursachen der Hemmkörperbildung	89
VII. Das Krankheitsbild der Hemmkörperhämophilie	92
1. Klinische Symptomatologie	92
2. Die Gerinnungsstörung	94
3. Das Wesen der Gerinnungsstörung	95
4. Die Ätiologie	96
5. Differentialdiagnose	97
6. Verlauf, Prognose, Therapie	98
VIII. Zusammenfassung	99
Literaturverzeichnis	102
Namenverzeichnis	109
Sachverzeichnis	111

I. Die Theorien der Blutgerinnung
unter besonderer Berücksichtigung der Vorphase.

Sobald das Blut das Gefäßsystem verläßt, geht es aus dem flüssigen in den festen Zustand über, es gerinnt. Dieser an sich so einfach anmutende und so leicht zu beobachtende Vorgang ist das Ergebnis einer Vielfalt von Reaktionen, die teils hintereinander, teils aber auch nebeneinander und ineinander eingreifend ablaufen. Zur Deutung dieses komplizierten Geschehens sind eine große Anzahl von Theorien aufgestellt worden, die sich zum Teil in grundlegenden Punkten widersprechen. Mit der Deutung des Ablaufes der Gerinnung ist aber die Aufgabe einer Gerinnungstheorie noch nicht erschöpft. Sie muß vielmehr darüber hinaus gleichzeitig das Flüssigbleiben des Blutes im Gefäßsystem erklären, was oft noch größere Schwierigkeiten bereitet und es erforderlich macht, neue Faktoren oder Vorstufen von Gerinnungsfaktoren zu postulieren. Gestaltet schon diese Vielfalt der Theorien, die zum Teil in den vielfachen Verunreinigungen der von den einzelnen Autoren nach verschiedenen Methoden hergestellten und als gereinigt bezeichneten Präparate der einzelnen Gerinnungsfaktoren ihre Ursache haben, die Beschäftigung mit den Problemen der Blutgerinnung schwierig und unübersichtlich, so machen die nomenklatorischen Differenzen oft die Verständigung unmöglich. Es erscheint daher notwendig, die verschiedenen Theorien einleitend kurz zu besprechen, da es bei der Deutung einzelner Befunde erforderlich sein wird, auf die verschiedenen Theorien einzugehen. Wir wollen im folgenden an der Nomenklatur der klassischen Gerinnungstheorie festhalten und bei der Besprechung der übrigen Theorien die Nomenklatur der einzelnen Autoren in Klammern hinzufügen. Wo jedoch in der Diskussion verschiedene Theorien gegeneinander abgewogen werden müssen, wollen wir jeweils die für die betreffende Theorie charakteristische Nomenklatur anwenden, um komplizierte Umschreibungen zu vermeiden.

Morawitz hat bereits 1905 an Hand der wichtigsten Ergebnisse namhafter Gerinnungsforscher seine nunmehr klassisch gewordene Gerinnungstheorie aufgestellt, deren Grundlage die Anerkennung des Fermentcharakters des Thrombins bildet, der bereits von Alexander

Schmidt (1, 2) erkannt worden war. Diese Theorie hat bis heute in allen wesentlichen Punkten ihre Gültigkeit behalten, wenn sie auch vorübergehend sehr angegriffen wurde und widerlegt zu sein schien. Nach dieser Theorie verläuft der Gerinnungsvorgang in zwei Phasen: In der ersten wird das Gerinnungsferment Thrombin (Thrombase) aus seiner Vorstufe, dem Prothrombin (auch Thrombogen, Prothrombase), unter dem Einfluß von ionisiertem Calcium und von gerinnungsaktiven Zellsubstanzen, den Thrombokinasen (auch Thrombokinin, Thromboplastin, Cytozym, wobei der Ausdruck Thrombokinase bzw. Thromboplastin nur für wäßrige, Cytozym nur für mit lipoidlösenden Stoffen gewonnene Zellextrakte verwendet werden sollte), in Freiheit gesetzt. In der 2. Phase verwandelt das Thrombin das Fibrinogen in das Fibrin. Dieser Ablauf wird am besten durch die folgenden Symbole übersichtlich dargestellt:

$$\text{Phase 1: Prothrombin} \xrightarrow{\text{Thrombokinase, Calcium}} \text{Thrombin}$$

$$\text{Phase 2: Fibrinogen} \xrightarrow{\text{Thrombin}} \text{Fibrin} \quad *$$

An diesen Ablauf schließt sich dann als 3. Phase unter dem Einfluß der Thrombozyten die Retraktion des Blutkuchens und als 4. Phase die Auflösung des gebildeten Fibrins unter der Wirkung der fibrinolytischen Fermente an. Von den genannten Faktoren finden sich das Prothrombin, Calcium und Fibrinogen in hinreichenden Mengen frei im Plasma, während die Thrombokinase sich in den zelligen Elementen des Blutes, insbesondere in den Thrombozyten, aber auch in allen Gewebszellen findet. Hiemit ist noch nichts über die chemische und wirkungsmäßige Identität der einzelnen Thrombokinasen ausgesagt. Das Blut bleibt im Gefäßsystem wegen des Fehlens aktiver Thrombokinase flüssig. Erst durch Zerfall der Thrombozyten unter dem Einfluß benetzbarer Oberflächen oder bei Zerstörung von Gewebszellen wird Thrombokinase frei und der Gerinnungsvorgang ausgelöst. Soferne bei Zerstörung von Körperzellen (z. B. postoperativ, bei bestrahlten Carcinomen) Thrombokinase frei wird und in das Gefäßsystem gelangt, so kann dort intra vitam Thrombin entstehen. Dieses nur langsam entstehende Thrombin wird jedoch durch das im Blut vorhandene Antithrombin inaktiviert, ehe es eine Konzentration erreicht, in der es Gerinnung auslösen könnte. Hiebei vereinigt sich das Antithrombin mit dem Thrombin zum Metathrombin. Durch den gleichen Vorgang wird nach Abschluß der Gerinnung das übrigbleibende Thrombin inaktiviert. Diese Theorie ist bezüglich der ein-

---

* $\longrightarrow$ bedeutet Übergang in unter dem Einfluß von
    +   bedeutet additive Bindung.

zelnen Faktoren auch heute noch völlig anerkannt, bezüglich der Art
der Reaktion und ihrer Kinetik bestehen aber noch immer grundlegende Meinungsverschiedenheiten.

In krassem Gegensatz hiezu stehen alle jene Theorien, deren
Autoren glaubten, den Fermentcharakter des Thrombins ablehnen
oder die Existenz des Thrombins überhaupt leugnen zu können und
den Gerinnungsvorgang durch rein kolloid-chemische Betrachtungs-
weisen erklären zu müssen. Alle diese Theorien konnten jedoch einer
eingehenden experimentellen Kritik nicht standhalten. Von ihnen sei
lediglich die Theorie von *Stuber* und *Lang* erwähnt. Auch hier
werden zwei Phasen unterschieden. In der ersten, chemischen Phase
erfolgt unter der Einwirkung der überall vorkommenden glykolyti-
schen Fermente eine Glykolyse, bei der saure intermediäre Reak-
tionsprodukte entstehen, die das auslösende Moment für die zweite,
kolloid-chemische Phase darstellen, in der das Fibrinogen in das
Fibrin umgewandelt wird, ein Vorgang, der eine reine Sol-Gel-Um-
wandlung darstellen soll. Gerinnungshemmend wirken alle Stoffe,
die die Glykolyse hemmen (z. B. Zitrat, Fluorid, Hirudin, Magnesiumsulfat, Oxalat, Gallensäure, Zyanid, Heparin) oder das Fibrinogen
stabilisieren (Germanin). Das Thrombin stellt nach Ansicht dieser
Autoren nur ein Kunstprodukt dar, die Thrombokinase beschleunigt
durch ihre Oberflächenaktivität den Reaktionsablauf.

Während die kolloid-chemischen Theorien heute als widerlegt
gelten und daher eine weitere Besprechung nicht erforderlich machen,
gibt es doch auch jetzt noch einige Theorien, die sich in wichtigen
Punkten von der klassischen Lehre unterscheiden. Sie alle an-
erkennen aber den Fermentcharakter des Thrombins, so daß sie
bezüglich der Deutung der zweiten Phase untereinander und mit der
klassischen Gerinnungslehre übereinstimmen. Die Differenzen bestehen in der Deutung der ersten Gerinnungsphase. Wenn auch die
klassischen Faktoren der ersten Phase im großen und ganzen allgemein anerkannt sind, so scheint man doch mit ihnen allein nicht
das Auslangen zu finden. Vor allem sind es einzelne Ergebnisse der
experimentellen Untersuchungen, besonders die Frage nach dem
Grund des Flüssigbleibens des Blutes intra vitam und verschiedene
Befunde bei bestimmten Gerinnungsstörungen, die die Annahme
weiterer Faktoren erforderlich machen. Dies führt dann zu einer
Unterteilung der ersten Phase in zwei getrennte Abläufe, die wir hier
der Einfachheit halber als Stufe 1 und 2 bezeichnen wollen.

So nimmt *Bordet* (1, 2) an, daß das Prothrombin (Serozym) in
einer inaktiven Vorstufe, die er als Proserozym bezeichnet, im Blute
kreist. Nach *Fuchs* soll es sich hiebei um einen Serozym-Hemm-
körper-Komplex handeln, wobei der Hemmkörper mit Heparin iden-

tisch sein könnte. Dieses inaktive Prothrombin (Proserozym) wird durch Einwirkung benetzbarer Oberflächen und von Calcium in aktives Prothrombin (Serozym) übergeführt. Dieses verbindet sich mit der Thrombokinase der Plättchen (dem Cytozym) in Gegenwart von Calciumionen zum Thrombin.

Es ergibt sich also folgendes Schema:

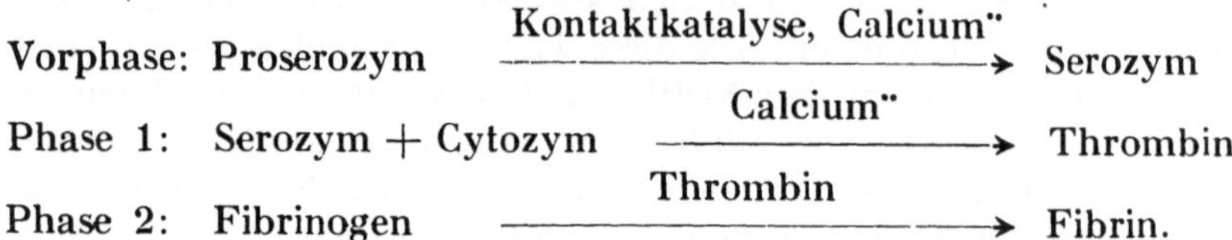

Auch *Howell* (1, 2, 4) nimmt an, daß das Prothrombin nicht frei im Plasma vorkommt, sondern mit einem Hemmkörper, dem Heparin, komplex gebunden ist. Die Thrombokinase (Thromboplastin) setzt nun das Prothrombin aus dem Komplex dadurch in Freiheit — hiedurch unterscheidet sich seine Ansicht grundlegend von der *Bordets* —, daß sie sich selbst mit dem Heparin verbindet. Hiefür scheinen die Untersuchungen von *Csefkó, Gerendás, Udvary* neue Unterlagen zu liefern. Dann geht das enthemmte Prothrombin bei Gegenwart von Calcium in Thrombin über. Es ergibt sich also folgendes Schema:

Vorphase: Prothrombin-Heparin-Komplex + Thromboplastin ⟶
freies Prothrombin + Heparin-Thromboplastin-Komplex
Calcium¨
Phase 1: Prothrombin ⟶ Thrombin
Thrombin
Phase 2: Fibrinogen ⟶ Fibrin.

Die Ansicht *Dyckerhoffs* (*D.* und *Kürten; D., Miehler* und *Steiner; D.* und *Marx*) ist der *Howells* sehr ähnlich. *Dyckerhoff* nimmt an, daß das Thrombin im Plasma durch einen Hemmkörper unwirksam gemacht ist und dadurch in Freiheit gesetzt wird, daß sich die Thrombokinase mit dem Hemmkörper und dem Calcium zu einem Komplex vereinigt. Das Thrombin selbst soll ebenfalls geringe Mengen von Calcium als wesentlichen Bestandteil enthalten (*Dyckerhoff, Kürten*). Die erste Phase wäre dann folgendermaßen zur formulieren: Thrombin-Hemmkörper-Komplex + Thrombokinase + + Calcium = freies Thrombin + Thrombokinase-Calcium-Hemmkörper-Komplex.

Quick (3) stellte 1943 fest, daß die Abnahme des Prothrombins in einem gealterten Plasma nur eine scheinbare und durch das Verschwinden eines „labilen Faktors" bedingt ist, der an Aluminiumhydroxyd nicht adsorbierbar und als Verunreinigung in den meisten Prothrombinpräparaten enthalten sein soll. Er bezeichnete ihn als Prothrombin A, während er das eigentliche Prothrombin Komponente B nannte.

Später kamen *Quick* und *Stefanini* (2) zu der Ansicht, daß sich das Prothrombin aus folgenden vier Komponenten zusammensetze:

1. Dem *labilen Faktor,* der an Tricalciumphosphat nicht adsorbiert, bei Lagerung inaktiviert wird und bei einer bestimmten Form der idiopathischen Hypoprothrombinämie, die auch als Parahämophilie bezeichnet wird, fehlt.

2. Der *Komponente A,* die an Tricalciumphosphat adsorbiert wird und das eigentliche Prothrombin darstellt. Sie fehlt unter Vitamin-K-Mangel und während der Behandlung mit Dicumarol (wenn auch gewisse kleine Unterschiede im Charakter des fehlenden Faktors bestehen sollen) und bei bestimmten Formen der angeborenen Hypoprothrombinämie.

3. Der *Komponente B,* über die die Autoren noch keine sicheren Angaben machen. Sie fehlt ebenfalls bei bestimmten Formen von angeborener Hypoprothrombinämie.

4. Calcium in gebundener Form.

In allerletzter Zeit haben *Quick* und *Stefanini* (4) ihre Meinung dahingehend geändert, daß sie annehmen, daß die Komponente A beim Menschen zum Teil in einer aktiven (25%), zum Teil in einer inaktiven Form (zirka 75%), die sie als Pre-A bezeichnen, vorkomme. Hiemit nähert sich ihre Ansicht der Proserozymtheorie von *Bordet,* nur mit dem Unterschied, daß nach *Quick* die Umwandlung des Pre-A in das aktive A durch Kontaktkatalyse allein auch bei Abwesenheit von Calcium möglich ist. Bei verschiedenen Tierarten, so z. B. beim Hund soll das gesamte Prothrombin in aktiver Form vorliegen. Daher ist der Prothrombinspiegel beim Hund nach der Einstufenmethode nach *Quick* viermal so groß als beim Menschen, während er nach der Zweistufenmethode bei beiden gleich ist. Nach *Quick* sind die Differenzen zwischen der Ein- und Zweistufenmethode der Prothrombinbestimmung auf diese inaktive Modifikation zurückzuführen. Nach diesem Autor soll der labile Faktor auch nicht als Accelerator wirken und wird von *Honorato* und *Quick* als „protoplasmatischer Cofaktor des Thromboplastins" bezeichnet. Seine Wirkung bei der Thrombinbildung soll stöchiometrischen Gesetzen gehorchen. Ob die früher postulierte Komponente B des Prothrombinkomplexes tatsächlich existiert, wird von den Autoren neuerdings bezweifelt.

Ähnliche Beobachtungen wurden von verschiedenen Autoren gemacht. So beschrieben *Ware, Guest* und *Seegers* (1, 2) ein Accelerator-Globulin, welches die Umwandlung von gereinigtem Prothrombin in Thrombin sehr beschleunigt. Es zeigt sich, daß das Ac-Globulin des Plasmas weniger wirksam ist als das des Serums. Während Rinderplasma und Rinderserum eine sehr stabile Quelle des entsprechenden Ac-Globulins darstellen, ist bei Hund und Mensch das Plasma-Ac-Globulin stabiler als das Serum-Ac-Globulin (*Murphy,*

Ware, Seegers). Nach der Ansicht dieser Autoren beginnt die Gerinnung langsam unter dem Einfluß der Thrombokinase, welche aus Prothrombin bei Gegenwart von Calciumionen eine kleine Menge Thrombin entstehen läßt. Dieses Thrombin verwandelt das Plasma-Ac-Globulin in Serum-Ac-Globulin, welches nun die Umwandlung des Prothrombins in das Thrombin wesentlich beschleunigt. Es beschleunigt also das Thrombin seine eigene Entstehung durch ein Zwischenprodukt, ein Vorgang, den *Ware, Murphy, Seegers* als Co-Autokatalyse bezeichnen. Diese Beobachtung ergibt eine neue Erklärungsmöglichkeit für die wichtige Angabe *Bordets*, die eine der wichtigsten Begründungen der Annahme der Existenz eines Proserozyms darstellt, nämlich für die Beobachtung, daß das Prothrombin (Serozym) eines prothrombinreichen (serozymreichen) Serums durch Zugabe von Cytozym und Calcium schneller aktiviert wird als das Prothrombin (Proserozym) eines Oxalatplasmas. Über das chemische Verhalten des Ac-Globulins geben *Ware* und *Seegers* an, daß dieses weniger löslich ist in Ammonsulfat als Prothrombin, fällbar bei einem pH von 5,4, adsorbierbar an Magnesiumhydroxyd und Aluminiumhydroxyd, aus welchen es durch Kohlensäure bzw. Phosphatpuffer wieder eluiert werden kann.

Nach *Ware, Fahey* und *Seegers* sollen die Thrombozyten außer der Thrombokinase einen Faktor enthalten, der die Umwandlung von Prothrombin in Thrombin in gleicher Weise zu beschleunigen imstande ist wie das Ac-Globulin, ohne mit diesem identisch zu sein. Er verliert bei 53 Grad in 30 Minuten 87% seiner Aktivität, erträgt Dialyse bei Zimmertemperatur, wird durch Halbsättigung mit Ammonsulfat ausgefällt und zu 70% innerhalb von 45 Minuten bei 32.000 g sedimentiert. Er wirkt vielleicht bei der Erstbildung des Thrombins mit.

Owren (1, 2, 4, 5) beschrieb bereits 1944 einen bei Lagerung leicht zugrunde gehenden akzessorischen Gerinnungsfaktor, den er als Faktor V bezeichnet. Er ist thermolabil, wasserlöslich, zeigt ein Fällungsoptimum bei einem pH von 5,3 bis 5,6, wird bei pH unter 4 und über 10 inaktiviert, durch Trypsin zerstört, wird teilweise an Magnesium- und Aluminiumhydroxyd adsorbiert und durch Seitzfilter nicht zurückgehalten. Es dürfte sich hiebei um ein Globulin handeln. *Owren* (5) ist der Ansicht, daß sein Faktor V mit dem Prothrombin A von *Quick* (alte Nomenklatur) identisch sei. *Owren* (1, 2, 3) konnte durch Beobachtung einer durch Fehlen dieses Faktors bedingten Gerinnungsstörung seine Existenz weiter unter Beweis stellen und wichtige Untersuchungen bezüglich seiner Bedeutung im Gerinnungssystem durchführen. Auf Grund dieser kommt *Owren* zu folgender Formulierung der ersten Phase der Blutgerinnung: Es entsteht zunächst aus dem Faktor V (Pro-Prothrombinase) (Abb. 1) bei Anwesenheit von Prothrombin, über dessen Bedeutung für diese

Phase jedoch nichts Näheres bekannt ist, unter der Einwirkung der Thrombokinase und von Calciumionen der Faktor VI oder die Prothrombinase, ein proteolytisches Ferment, wobei der Faktor V aufgebraucht wird. In der nächsten Phase wird aus dem Prothrombin bei Gegenwart von Calciumionen unter der Wirkung der Prothrombinase das Thrombin gebildet. Es ist durchaus möglich, daß *Owrens* Faktor V mit dem Plasma Ac-Globulin und sein Faktor VI mit dem Serum-Ac-Globulin von *Ware* c. s. identisch sind. Wahrscheinlich handelt es sich bei allen drei hier besprochenen labilen Faktoren, dem Prothrombin A der alten Nomenklatur bzw. dem labilen Faktor nach *Quick* (3), dem Ac-Globulin und dem Faktor V in Wirklichkeit um denselben Faktor. Der Gerinnungsablauf wäre also nach *Owren* folgend zu formulieren:

Phase 1, 1. Stufe:

$$\text{Prothrombin} + \text{Faktor V} \xrightarrow{\text{Thrombokinase, Calcium}^{\cdot\cdot}} \text{Faktor VI}$$

$$\text{Phase 1, 2. Stufe: Prothrombin} \xrightarrow{\text{Faktor VI, Calcium}^{\cdot\cdot}} \text{Thrombin}$$

$$\text{Phase 2:} \qquad \text{Fibrinogen} \xrightarrow{\text{Thrombin}} \text{Fibrin,}$$

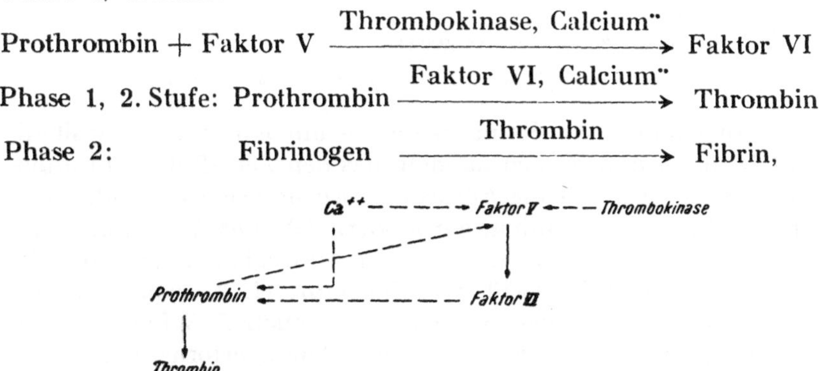

Abb. 1. Schema der ersten Phase der Blutgerinnung nach *Owren*.

während nach *Ware, Guest* und *Seegers* folgender Verlauf anzunehmen wäre (siehe auch Abb. 2):

Phase 1, 1. Stufe:

$$\text{Prothrombin} \xrightarrow[\text{(langsame Bildung)}]{\text{Thrombokinase, Calcium}^{\cdot\cdot}} \text{Thrombin}$$

Phase 1, 2. Stufe:

$$\text{Plasma-Ac-Globulin} \xrightarrow{\text{Thrombin}} \text{Serum-Ac-Globulin}$$

Phase 1, 3. Stufe:

$$\text{Prothrombin} \xrightarrow[\text{(schnelle Bildung)}]{\text{Serum-Ac-Globulin, Thrombokinase, Calcium}^{\cdot\cdot}} \text{Thrombin}$$

$$\text{Phase 2:} \quad \text{Fibrinogen} \xrightarrow{\text{Thrombin}} \text{Fibrin.}$$

Bei allen diesen Theorien wurde das Vorhandensein einer aktiven Thrombokinase, die aus den Thrombozyten stammt und unter Berührung mit benetzbaren Oberflächen im Augenblick des Blutaustrittes aus den Gefäßen frei wird, als gegeben vorausgesetzt. Die Unverletztheit der Thrombozyten im strömenden Blut ist für das Flüssigbleiben desselben innerhalb der Gefäße verantwortlich und ihre Zerstörung bei Berührung mit benetzbaren Oberflächen führt zur Abgabe der Thrombokinase und damit zur Einleitung der Gerinnung. Ob es sich bei der von allen Forschern in irgendeiner Weise als

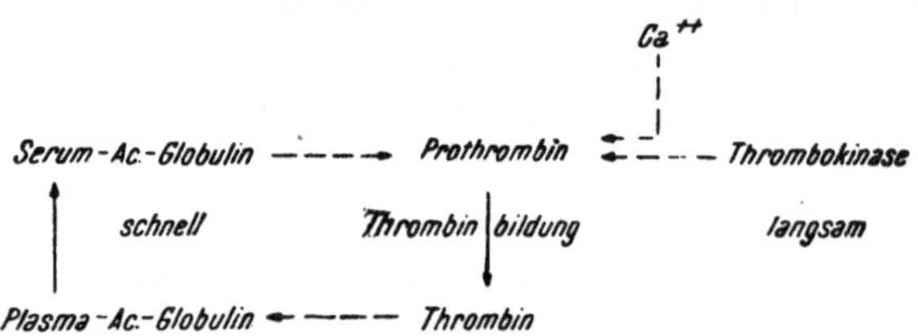

Abb 2. Schema der ersten Phase der Blutgerinnung nach *Ware*, *Guest* und *Seegers*.

wirsam angenommenen Kontaktkatalyse um ein elektro-physikalisches Oberflächenphänomen handelt, das den Zerfall der Thrombozyten einleitet, oder um die Adsorption irgendwelcher Schutzstoffe, die den Zerfall der Thrombozyten hindern (*Wöhlisch* [2]), oder um Adsorption des sehr leicht zerstörbaren Anticephalins, welches die Thrombokinase inaktiv erhält, wie *Tocantins* (1, 2) neuerdings annimmt, muß unentschieden bleiben. Siehe auch *F. Schütz.* Ob zu diesen Vorgängen die Gegenwart von Calcium erforderlich ist, ist noch nicht endgültig geklärt. *Cramer* und *Pringle* sowie *Clowes* zeigten, daß Oxalatplasma, welches durch Berkefeldfilter thrombozytenfrei filtriert wurde, nach Zugabe von Calciumsalzen nicht mehr gerinnt, während wäßrige Gewebsextrakte nach *Morawitz* ihre gerinnungsaktivierende Wirkung auch noch nach der Filtration beibehalten. Sie deuten diesen Versuchsausfall als Beweis für die Notwendigkeit der Calciumionen für den Zerfall der Thrombozyten. *Goddard* konnte diese Befunde jedoch nicht bestätigen, vielmehr sind die Versuche von *Cramer* und *Pringle* so zu deuten, daß im Falle der Oxalatplasmen die gesamte Thrombokinase im Filter zurückgehalten wird, während bei der Filtration der wäßerigen Gewebsextrakte ein Teil das Filter passiert. *Ferguson* hat die Bedeutung des Calciums für den Thrombozytenzerfall zu beweisen versucht. Neuerdings versuchten *Quick* (11) und *Quick* und *Stefanini* (3) die Bedeutung des ionisierten Calciums zu widerlegen. Nach ihrer Ansicht ist Calcium in eiweißgebundener Form im Prothrombin vorhanden. Die Beeinflussung der Gerinnung durch Calcium folge stöchiometrischen Gesetzen. Aber auch gegen die Bedeutung der Thrombozyten als Thrombokinasequelle der normalen Gerinnung sind bereits frühzeitig Einwände gemacht worden. Der wichtigste war der Befund, daß bei der Thrombopenie auch bei ganz niederen Thrombozytenzahlen der Ablauf der Gerinnung normal war. Um dies zu erklären, wurde von *Eagle* (2) angenommen, daß die geringe noch verbleibende Thrombozytenmenge als Thrombokinasequelle genüge, während *Wöhlisch* (4) die Hypothese aufstellte, daß die Thrombopenie nicht durch eine verminderte Thrombozytenbildung, sondern durch einen vermehrten Thrombozytenzerfall bedingt sei, wodurch hinreichend Thrombokinase in das Plasma gelange. Nun haben verschiedene Fraktionierungsversuche, die an thrombozytenfrei zentrifugiertem Plasma unternommen wurden, eine Globulinfraktion finden lassen, welche Thrombokinasewirkung besaß. Diese Befunde veranlaßten nun eine Reihe von Autoren anzunehmen, daß eine Thrombokinase frei im Plasma unabhängig von den Thrombozyten vorkomme. Unter diesen Umständen würden sich aber alle für die Gerinnung erforderlichen Faktoren im Plasma frei vorfinden; um dennoch das Flüssigbleiben des Blutes erklären zu können, war die Annahme notwendig, daß die Thrombokinase nicht in aktiver Form im Plasma enthalten sei, sondern als inaktive Plasmaprothrombokinase vorliege. *Lenggenhager* (1 bis 4) hat als erster von diesen Überlegungen ausgehend eine Gerinungstheorie aufgestellt. Nach seiner Ansicht wird die Gerinnung ausschließlich durch eine Plasmathrombokinase (Thrombokinin seiner Nomenklatur) ausgelöst, die als inaktive Prothrombokinase (Prothrombokinin) im Plasma enthalten ist und durch Kontakt mit benetzbaren Oberflächen bei Gegenwart von ionisiertem Calcium in die aktive Thrombokinase (Thrombokinin) umgewandelt wird. Sie verbindet sich dann mit Calcium und Prothrombin zum Thrombin. *Lenggenhager* spricht den Thrombozyten jede spezifische Bedeutung für den Ablauf der ersten Phase der Gerinnung ab. Sie sollen hier nur durch Vergrößerung der aktiven Oberfläche eine gewisse Wirkung entfalten, sind aber in dieser Hinsicht durch Suspensionen von Kaolin oder von feinsten Glasteilchen ersetzbar. Sie besitzen nur für die Retraktion des Blutkuchens eine Bedeutung. Seine Theorie formuliert er also wie folgt:

Vorphase:

$$\text{Prothrombokinin} \xrightarrow{\text{Kontaktkatalyse, Calcium}} \text{Thrombokinin}$$

Phase 1: Prothrombin + Thrombokinin + Calcium = Thrombin

$$\text{Phase 2: Fibrinogen} \xrightarrow{\text{Thrombin}} \text{Fibrin.}$$

Nach *Widenbauer* (1, 2) und *Reichel* (1, 2, 3) ist die Plasmathrombokinase ein Euglobulin, das durch Änderung der Kohlensäurespannung bei Austritt des Blutes aus dem Gefäßsystem aktiviert wird und die Gerinnung auslöst. Auch *Feissly* (2 bis 5) und *Milstone* (1, 2) zuerkennen der Plasmathrombokinase eine große Bedeutung für die Gerinnung. *Feissly* (2, 3) fraktionierte das Plasma nach *Doladilhe* und erhielt so eine Fraktion, die die Albumine und Pseudoglobuline enthielt, und eine Acidoglobulinfraktion, die er weiter in ein Homoglobulin und ein „protéine visqueuse" zerlegte. Die als Homoglobulin bezeichnete Fraktion enthält das Prothrombin, das protéine visqueuse enthält den Aktivator, die Plasmathrombokinase. Diese ist thermolabil, verliert ihre Wirkung durch Erhitzen auf 60⁰ sowie durch Austrocknen, ist mit Chloroform extrahierbar; sie unterscheidet sich also wesentlich von den Zellthrombokinasen und der Thrombozytenthrombokinase und ist wahrscheinlich ein Lipoid-Eiweiß-Komplex. Außerdem konnte er in den Thrombozyten eine weitere gerinnungsaktive Substanz nachweisen, die jedoch thermostabil ist und wahrscheinlich ein freies Lipoid darstellt (4). Auf Grund der chemischen Differenzen nahm *Feissly* ursprünglich verschiedene Herkunft beider Thrombokinasen an, konnte jedoch später zeigen (5), daß auch die thermolabile Plasmathrombokinase aus den Thrombozyten stammt, daß diese jedoch viel leichter — vielleicht sogar schon zum Teil im strömenden Blut — von den Thrombozyten abgegeben wird, während die thermostabile erst bei weitgehender Zerstörung der Thrombozyten freigesetzt wird. Im Plasma von Thrombopenikern konnte nun *Feissly* (5) tatsächlich beide Formen der Thrombokinase frei nebeneinander nachweisen, was im Sinne *Wöhlischs* als Zeichen vermehrter Zerstörung gedeutet werden kann. In jüngster Zeit konnte immer wieder gezeigt werden, daß der Prothrombinverbrauch bei Patienten mit Thrombopenie deutlich vermindert ist (*Soulier; Baserga, Nicola; Quick, Shanberge, Stefanini* [1, 2]; *Stefanini*), was für die Bedeutung der Verminderung des Plättchenfaktors für den Gerinnungsablauf und hiemit für die Bedeutung der Thrombozyten für die Vorphase spricht. Die aus den Thrombozyten bereits innerhalb des strömenden Blutes freiwerdende geringe Menge von Thrombokinase könnte durch das Anticephalin nach *Tocantins* (siehe S. 27) inaktiviert werden, bis sie durch Berührung mit einer benetzbaren Oberfläche freigesetzt wird. *Milstone* (1) beschreibt einen Plasmafaktor als Prothrombokinase, welchen er aus einem Rindereuglobin erhält, das er zunächst auf 51⁰ erhitzt, um das Fibrinogen auszufällen, dann zweimal mit Bariumsulfat adsorbiert, um das Prothrombin zu entfernen und schließlich nach Verdünnung mit destilliertem Wasser bei pH 5,2 bis 5,5 fällt. Er konnte zeigen, daß nach

Zugabe von Calcium zu einer Mischung von Prothrombin und Prothrombokinase zunächst eine Latenzperiode mit nur geringer
Thrombinbildung auftritt und dann erst eine Periode schneller
Thrombinbildung folgt. Wird hingegen die Prothrombokinase zunächst mit Calcium inkubiert und dann erst zu Prothrombin zugesetzt, so erfolgt sofortige schnelle Thrombinbildung. Aus diesem
Verhalten schließt der Autor auf das Vorliegen einer Prothrombokinase, die erst durch das Calcium zu aktiver Thrombokinase aktiviert werden muß. Auf Grund des chemischen Verhaltens und der
Wirkungsweise scheint der hier geschilderte Faktor große Ähnlichkeit mit dem als Ac-Globulin von *Ware* c. s. beschriebenen zu haben,
wenn nicht sogar mit ihm identisch oder zumindest verunreinigt zu
sein. Weist doch der Autor (2) selbst darauf hin, daß seine Thrombo-
kinaselösungen keineswegs völlig gereinigt waren und daß eine gewisse Ähnlichkeit mit dem genannten Faktor bestehe. Auch *Quick*
(1, 5) und besonders *Brinkhous* (2) betonen in neuerer Zeit wieder
die große Bedeutung der Thrombozyten für die erste Phase der Blutgerinnung. So konnte letzterer in Untersuchungen unter Verwendung
von Glassachen, die durch Siliconfilm ideal unbenetzbar gemacht
worden waren, die Bedeutung der Thrombozyten für den Gerinnungsvorgang anscheinend eindeutig beweisen. Unter diesen Versuchsbedingungen erweist sich ein Normalplasma, das vollkommen
thrombozytenfrei zentrifugiert worden war und bei dem vor dem
Zentrifugieren keine Thrombozyten zerfallen waren, als ungerinnbar
und kann nur durch Hinzufügen von Thrombozyten oder Gewebsthrombokinase zur Gerinnung gebracht werden. Unter diesen Umständen verlieren die angeführten älteren Untersuchungen von
Lenggenhager (1 bis 4), *Widenbauer* (1, 2) und *Reichel* (1 bis 3) und
auch von *Feissly* (2 bis 4) beträchtlich an Beweiskraft, da keineswegs
sicher ist, ob nicht die von ihnen nachgewiesene Plasmathrombokinase in Wirklichkeit aus Thrombozyten stammt, die infolge nicht
vollkommen zureichender Technik schon vor dem Abzentrifugieren
zerfallen waren. *Hartmann* c. s. und *Conley* c. s. haben nun neuerdings unter der gleichen Versuchsanordnung wie *Brinkhous* das
Plasma in Glasgefäßen doch gerinnbar gefunden und glauben beobachtet zu haben, daß Zugabe von Thrombozyten eine geringere
beschleunigende Wirkung habe als Behandlung mit Glasstückchen.
Immerhin geben auch sie an, daß der Prothrombinverbrauch in
einem derartigen Plasma stark vermindert ist. Wenn sie diese Ergebnisse im Sinne einer Ablehnung der Bedeutung der Thrombozyten
als Thrombokinasequelle deuten, so erscheint uns dies nicht be-
weisend zu sein, da der verminderte Prothrombinverbrauch eher für
eine Verminderung der Thrombozytenthrombokinase spricht und

die Wirkung der Glasstückchen lediglich in der schnelleren Beseitigung des Anticephalins von der schon im Plasma enthaltenen, wahrscheinlich bereits im Gefäßsystem von den Thrombozyten abgegebenen noch inaktiven Thrombokinase bestehen könnte. Jedenfalls wird es nötig sein, diese Befunde unter Anwendung der entsprechenden neuen Methodik zu überprüfen. Ist es schon möglich, aus den Thrombozyten zwei gerinnungsaktive Substanzen zu gewinnen, die sich chemisch vollkommen verschieden verhalten (*Feissly* [5]), so dürften noch beträchtlich größere Differenzen zwischen diesen und den verschiedenen als Thrombokinase verwendeten Organextrakten bestehen. Wenn auch die verschiedenen zur Gerinnungsauslösung verwendeten Thrombokinasen anscheinend die gleiche Wirkung haben, so ist die Annahme nicht von der Hand zu weisen, daß sie in Feinheiten ihres Wirkungsmechanismus beträchtlich voneinander differieren können. Es ist daher durchaus fraglich, ob die bei den experimentellen Gerinnungsuntersuchungen meist unter Verwendung von Gewebsthrombokinasen erhaltenen Ergebnisse ohne weiteres auf die Gerinnung durch Thrombozytenthrombokinase übertragen werden können. Dieser Unterschied scheint viel zu wenig beachtet worden zu sein, obwohl *Wöhlisch* (4) schon 1923 darauf hingewiesen hat, daß sich Thrombokinasen aus Thrombozyten (Thrombozymlösung) und aus Organen völlig verschieden verhalten, da Thrombozymlösung zu ihrer Wirkung den Kontakt mit benetzbaren Oberflächen benötigt, während Gewebsthrombokinase auch in paraffinierten Gefäßen ihre volle Wirkung zu entfalten imstande ist. Spätere Untersuchungen am Blut Hämophiler sowie eigene Untersuchungen, die im folgenden dargestellt werden sollen, haben einen weiteren Beitrag in dieser Richtung geliefert. Untersuchungen an hämophilem Blut, auf die im nächsten Kapitel ausführlich eingegangen wird, haben jedoch gezeigt, daß der ersten Phase der unbeeinflußten Gerinnung ein Aktivierungsprozeß der Thrombokinase der Thrombozyten vorangehen muß, der für die Wirkung der Gewebsthrombokinase nicht erforderlich ist, und daß hiefür neben Calciumionen und einer benetzbaren Oberfläche noch ein weiterer Plasmafaktor, das antihämophile Globulin, benötigt wird. Ob dieses antihämophile Globulin nur ein einfaches Thrombozytolysin ist, wie *Brinkhous* (2) annimmt, oder ob für den Zerfall der Thrombozyten Calciumionen und benetzbare Oberflächen verantwortlich sind und die nun freigewordene, aber noch inaktive Prothrombokinase erst durch das antihämophile Globulin aktiviert wird, muß einstweilen noch unentschieden bleiben. Diese Hinweise lassen es wünschenswert erscheinen, den Aktivierungsvorgängen der Thrombokinase, die vor Beginn der ersten Phase ablaufen müssen, auch in der Gerinnungsphysiologie eine größere

Beachtung zu schenken. Sie geben uns jedenfalls die Berechtigung, diese Vorgänge als eigene Phase besonders hervorzuheben. Um an den althergebrachten Bezeichnungen der Prothrombin-Thrombin-Umwandlung als erste Phase und der Fibrinogen-Fibrin-Umwandlung als zweite Phase der Blutgerinnung festhalten zu können, möchten wir für die Aktivierung der Thrombokinase die Bezeichnung Vorphase der Blutgerinnung verwenden. Ob man nun annimmt, daß in dieser Vorphase die Thrombozyten die Thrombokinase abgeben, die durch den Plasmafaktor aktiviert wird — eine Meinung, die wir vertreten — oder ob die Thrombozyten einen Aktivator liefern, der die Plasma-prothrombokinase (Thromboplastinogen) aktiviert, wie *Quick* (5) sowie *Quick* und *Stapp* annehmen, scheint zunächst nur in zweiter Linie von Bedeutung zu sein. Nach Ansicht *Quicks* (5) wäre also der Gerinnungsvorgang nach dem derzeitigen Stand unseres Wissens folgend zu formulieren:

Vorphase:
Thromboplastinogen + Plättchenenzym —— · aktives Thromboplastin

Phase 1:
Prothrombin + Thromboplastin + Calcium ————→ Thrombin

Phase 2: Fibrinogen $\xrightarrow{\text{Thrombin}}$ Fibrin.

Von diesen drei Phasen verlaufen nach Annahme *Quicks* zwei auf enzymatischer Grundlage und eine nach stöchiometrischen Gesetzen. Da *Quick* (5) sich noch nicht näher festlegt, welche Phase die stöchiometrische ist, mußten wir hier in unserer Schreibweise von der bisher gewählten Form abweichen und wollen hier mit dem Zeichen + nicht eine additive Bindung behaupten. Gegen die Annahme von *Quick* spricht die Beobachtung, daß die Gerinnungsstörung des hämophilen Plasmas durch $^1/_{20}$ Volumen Normalplasma aufgehoben wird, was nur schwer verständlich ist, wenn der Plasmafaktor die Thrombokinase, also das Substrat der Reaktion, darstellt. Viel leichter verständlich ist dieses Verhalten, wenn der Plasmafaktor das Enzym ist, das die in normaler Menge in den Thrombozyten vorhandene Thrombokinase freisetzt.

Wir selbst würden jedoch lieber folgende Formulierung annehmen:

Vorphase: Thrombozyten $\xrightarrow[\text{philes Globulin}]{\text{Oberflächenkatalyse, Calcium¨, antihämo-}}$ aktive Thrombokinase

Phase 1:
Prothrombin $\xrightarrow{\text{Faktor V, Thrombokinase, Calcium¨}}$ Thrombin

$$\text{Phase 2: Fibrinogen} \xrightarrow{\text{Thrombin}} \text{Fibrin,}$$

wobei man sich die Vorphase wahrscheinlich auch als einen zwei-
stufigen Ablauf vorstellen muß, bei dem in der ersten Stufe aus den
Thrombozyten die noch inaktive Thrombokinase frei wird, die in der
zweiten Stufe aktiviert wird. Die Freisetzung der Thrombokinase aus
den Thrombozyten dürfte nur bei Gegenwart des Plasmafaktors erfolgen. Im strömenden Blut geht dieser Ablauf langsam vor sich, so
daß sich eine verschieden große Menge inaktiver Thrombokinase im
Plasma finden kann. Diese dürfte jedoch, wie schon vorne betont,

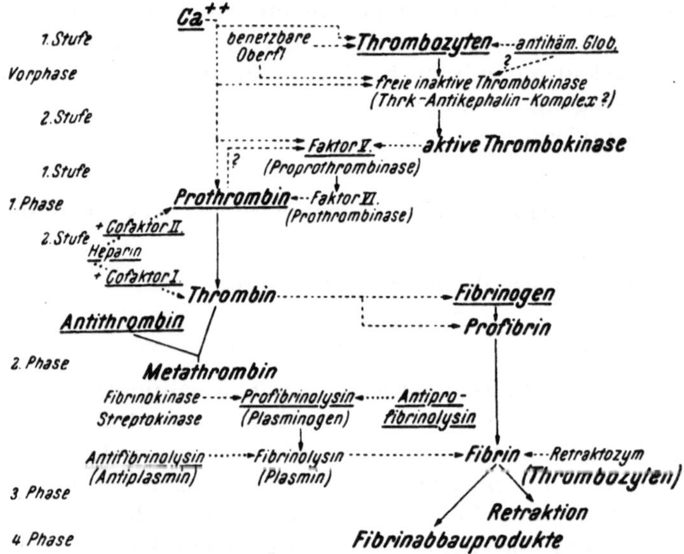

Abb. 3. Schema der Blutgerinnung. Durch Fettdruck ist der Anteil des klassischen Gerinnungs-
schemas hervorgehoben. Die unterstrichenen Faktoren sind im Plasma vorhanden.
Ausgezogene Pfeile bedeuten: Übergang in,
unterbrochene Pfeile: Einwirkung auf,
punktierte Pfeile: Hemmwirkung auf.

durch das Anticephalin inaktiviert sein. Bei Berührung mit benetzbaren Oberflächen wird einerseits die Abgabe der Thrombokinase aus
den Thrombozyten durch Kontaktkatalyse beschleunigt, anderseits
erst die Freisetzung der noch inaktiven Thrombokinase aus dem
Thrombokinase-Anticephalin-Komplex, hiemit also die zweite Stufe
der Vorphase, möglich. Unter gewissen Umständen, z. B. bei essen-
tieller Thrombopenie, scheint die erste Stufe in größerem Ausmaß
schon innerhalb des Gefäßsystems vor sich gehen zu können (vgl.
Feissly [4]). Ob und in welchem Ausmaß dies auch unter normalen
Verhältnissen vorkommen kann, muß einstweilen unentschieden
bleiben. Diese bereits in der Blutbahn aus den Thrombozyten frei-

gewordene und noch inaktive Thrombokinase könnte der Plasmaprothrombokinase der genannten Autoren entsprechen. Auch die erste
Phase der Gerinnung dürfte in zwei Stufen ablaufen, die entweder
den von *Owren* (siehe S. 6) oder den von *Ware* c. s. (siehe S. 5, 7)
aufgezeigten Verlauf nehmen könnten. Eine vereinfachte Zusammenstellung dieser Abläufe ist in dem Schema Abb. 3 dargestellt.

II. Die Gerinnungsstörung der hämorrhagischen Diathesen unter besonderer Berücksichtigung der Hämophilie.

1. Allgemeine Übersicht.

Eine hämorrhagische Diathese oder ein Blutungsübel liegt dann
vor, wenn verbreitete Blutungen ohne merkliche äußere Ursache auftreten oder beliebig verursachte Blutungen verstärkt oder verlängert
sind (*Apitz* [3]). Blutungen aus lokalen Ursachen gelten nicht als
Blutungsübel. Eine derartige abnorme Blutungsneigung kann durch
Störung der Blutgerinnung infolge Fehlens eines Gerinnungsfaktors
oder Vermehrung eines Hemmkörpers oder durch Veränderung der
Blutgefäße bedingt sein. Dementsprechend unterscheidet man nach
Apitz (3) zwischen den dysthrombotischen und angiopathischen,
auch dysvasculären Blutungsübeln. Die weitere Einteilung richtet
sich am besten nicht nach klinischen Gesichtspunkten, sondern nach
der Art der Störung der Blutgerinnung. So führt das Fehlen des Prothrombins zur Hypoprothrombinämie, wie man sie bei Neugeborenen
(physiologische Form), bei Leberparenchymkranken (hepatargische
Form) und bei Vitamin-K-Mangel (beim Menschen nur als steatorrhoische Form) findet, Fehlen des antihämophilen Globulins zur
Hämophilie, Fehlen des Faktors V zur Parahämophilie-Owren, Verminderung bzw. Fehlen des Fibrinogens zur Fibrinogenopenie bzw.
Afibrinogenämie, Fehlen bzw. Funktionsuntüchtigkeit der Thrombozyten zu den Thrombopenien bzw. Thrombopathien oder Thrombasthenien. Zu den angiopathischen Blutungsübeln sind bis zu einem
gewissen Grad wegen des gleichzeitig vorhandenen Gefäßschadens
die Thrombopenie und Thrombasthenie zu rechnen, ferner gehören
hieher die Purpura simplex, die Purpura rheumatica *Schönlein*, die
Purpura abdominalis *Henoch*, die Purpura *fulminans* sowie der
Skorbut bzw. die *Möller-Barlow*sche Krankheit. Von einzelnen werden hieher auch noch die Purpura *Majocchi* oder Teleangiektasia
annularis, die hereditäre hämorrhagische Teleangiektasie *Osler* und
die *Hippel-Lindau*sche Erkrankung gerechnet, die wohl richtiger als
Blutungsneigungen aus lokaler Ursache aufzufassen sind. Wir wollen

im folgenden jedoch nur auf die durch Störung der Blutgerinnung bedingten Erkrankungen eingehen. Abgesehen von den Thrombopenien bzw. Thrombasthenien, die auf der Grenze zwischen beiden Hauptgruppen stehend wegen der Veränderungen der Thrombozyten zur ersten und wegen des ausgeprägten Gefäßschadens, der die so charakteristischen Blutungen bedingt und auch der Krankheit den Namen Purpura eingetragen hat, zur zweiten Gruppe gezählt werden können, sind die dysthrombotischen Blutungsübel, sofern man nur die einfachen klassischen Gerinnungsuntersuchungen zur Anwendung bringt, durch dieselben Veränderungen, nämlich eine verlängerte Gerinnungszeit bei normaler Nachblutungszeit und normaler Thrombozytenzahl charakterisiert, also durch eine Blutgerinnungsstörung, die man wegen ihrer klassischen Ausprägung bei der Hämophilie kurz als hämophile Gerinnungsstörung zu bezeichnen pflegte. Allen diesen Erkrankungen fehlen auch echte Spontanblutungen. Dementsprechend wurde ursprünglich zwischen diesen Erkrankungen kaum unterschieden und nur besonders atypische Fälle als sogenannte Pseudohämophilien hervorgehoben. Der Name Pseudohämophilie kam also keinem bestimmten Krankheitsbild zu, sondern wurde von verschiedenen Autoren zur Benennung ganz differenter Krankheitsformen verwendet. In dem neueren, besonders amerikanischen Schrifttum wird der Name Pseudohämophilie jetzt meist für ein Krankheitsbild angewendet, das zu den Thrombopathien gerechnet werden muß und nach seinem ersten Beschreiber als hereditäre konstitutionelle Thrombopathie *Willebrand* bezeichnet wird. Es zeichnet sich durch einen dominanten Erbgang aus, befällt Frauen stärker und häufiger als Männer und ist bezüglich der Gerinnungsstörung gekennzeichnet durch eine normale Gerinnungszeit bei verlängerter Blutungszeit, die Thrombozytenzahl ist innerhalb der Norm, die Thrombozyten selbst sind morphologisch kaum verändert, ihre Agglutination ist schlecht. Die Retraktion ist zumindest in den blutungsfreien Intervallen normal. Die Verlängerung der Blutungszeit ist wohl auf die schlechte Agglutinierbarkeit der Thrombozyten zurückzuführen, die aber nach den Untersuchungen von *Morawitz* und *Brugsch* nicht auf eine Insuffizienz der Thrombozyten, sondern auf das Fehlen eines nicht näher bekannten Plasmafaktors zurückzuführen ist, da Zugabe von Normalplasma zu Patientenplasma die Plättchenagglutination normalisiert. Der positive Ausfall des Phänomens nach *Rumpel-Leede* spricht für gleichzeitiges Bestehen einer Läsion der Gefäßwände. Aus den angeführten Veränderungen der Blutgerinnung geht eindeutig hervor, daß diese Erkrankung mit Hämophilie nichts zu tun hat und es besser wäre, die Erkrankung weiterhin allgemein als hereditäre konstitutionelle Thrombopathie zu bezeichnen. In diese Gruppe scheinen die Fälle von *Morawitz* und *Jürgens, Handley* und *Nussbrecher,* von *Fowler, Günder, Perkins, Estren* c. s. sowie von *Levy* zu gehören. Eine von *Joules* und *McFarlane* als pseudohämophil bezeichnete Frau dürfte jedoch nicht dieser Gruppe zuzuzählen sein. Es bestand keine Erblichkeit, Calcium, Fibrinogen, Thrombozytenzahl und Blutungszeit waren normal, das Zeichen nach *Rumpel-Leede* war einmal positiv, die Retraktion verringert, die Gerinnungszeit jedoch verlängert. Die Gerinnung konnte durch Viperngift nicht normalisiert werden, was zumindest für einen scheinbaren Prothrombinmangel spricht. Die Gerinnung des Patientenblutes wurde durch eine kleine Menge Normalblut normalisiert. Diese Patientin dürfte vielleicht in die Gruppe der Parahämophilie oder Hypoprothrombinämie oder aber in die Gruppe der von *Quick* als „hämophilieähnliche Erkrankungen der Frau" bezeichneten hämorrhagischen Diathesen zu rechnen sein, doch ist es sehr schwer, nachträglich eine Einordnung zu versuchen. (Siehe S. 20, 36 und 88.)

Durch Einführung der Fibrinogenbestimmung konnten die seltenen Fibrinogenopenien und Afibrinogenämien von der Pseudohämophilie abgegrenzt werden. Der Fibrinogenmangel kann konstitutionell oder erworben sein. Von vollständigem angeborenem Fibrinogenmangel sind bisher acht Fälle beschrieben worden (*Rabe* und *Salomon* sowie *Breckoff; McFarlane; Schönholzer, Glanzmann, Steiner* und *Keller; Henderson, Donaldson* und *Scarborough, van Creveld* [2], siehe auch *Croicat, Revol* und *Favre-Gilly*). Klinisch entspricht das Erscheinungsbild dem der Hämophilie, nur daß die Gelenksblutungen fehlen. Das Leiden ist erblich und durch eine rezessive, nicht geschlechtsgebundene Erbanlage charakterisiert. In den Familien finden sich immer neben den vereinzelten Fällen mit fehlendem Fibrinogen solche mit stark vermindertem. Der erworbene Fibrinogenmangel ist meist nicht so stark ausgeprägt, findet sich aber häufiger, als allgemein vermutet wird, besonders bei Erkrankungen der Leber und Milz, aber auch, wie *Risak* ausführt, bei verschiedenen anderen Erkrankungen, wie bei leukämischen Myelosen, bei manchen Infektionskrankheiten *(Dyggve),* bei schweren Verbrennungen, Krebskranken, Pfortaderthrombose u. a. Bei diesen Erkrankungen ist der Fibrinogenmangel meist nicht so hochgradig, daß er zu Blutungen führen würde. Schwere Fälle mit Verblutung sind nur vier bekannt geworden (*Opitz* und *Frei; Opitz* und *Silberberg; Wolff; Glanzmann, Steiner* und *Keller*). *Björkman* hat drei Fälle von Polyzythämien beschrieben, welche mit einem Fibrinogenmangel verbunden waren.

Nach Einführung der Prothrombinbestimmung konnte auch die Hypoprothrombinämie als selbständiges Krankheitsbild abgetrennt werden. Sie tritt physiologisch in der ersten Woche post partum auf, später kommt sie bei schweren Leberparenchymschädigungen dadurch zustande, daß die Bildung des Prothrombins in der Leber trotz hinreichender Vitamin-K-Versorgung nicht möglich ist, oder dadurch, daß die Resorption des Vitamins K infolge Verschluß des Gallenganges oder infolge andauernder Durchfälle nur unzureichend möglich ist, also in all den Fällen, in denen auch die Fettresorption gestört ist: sogenannte steatorrhoische Form (*Apitz* [3]). Viel wichtiger erscheinen in diesem Zusammenhang die sogenannten idiopathischen Formen, bei denen trotz normaler Leber und ungestörter Fettresorption eine Hypoprothrombinämie besteht, die oft auch durch höchste Dosen von Vitamin K nur schwer oder gar nicht beeinflußt werden kann. In allen diesen Fällen wird man zunächst an der Richtigkeit der Diagnose Hypoprothrombinämie zweifeln müssen (siehe S. 40 ff), solange nicht versucht wurde, alle ähnlichen Erkrankungen durch spezielle Untersuchungen auszuschließen. Das Ergebnis der üblichen Prothrombinbestimmung allein rechtfertigt die Diagnose nicht.

Von *Hess* wurde 1915 ein einziger Fall einer hämophilen Gerinnungsstörung beschrieben, bei dem eine negative Calciumbilanz bestand und die Gerinnungsstörung durch Zufuhr von Calcium gebessert werden konnte. Da dieser Fall sehr lange zurückliegt und viele Untersuchungen, die heute als obligat gefordert werden müßten, damals noch nicht bekannt und daher auch nicht durchgeführt worden waren, ist es sehr fraglich, ob dieser Fall auch jetzt noch dafür Beweiskraft besitzt, daß auch ein Calciummangel eine Gerinnungsstörung hervorrufen kann.

Erst in jüngster Zeit ist ein der Hämophilie auch klinisch sehr ähnliches Krankheitsbild von *Owren* (1, 2, 3, 4) als selbständige und genau umschriebene Gerinnungsstörung erkannt und als Parahämophilie bezeichnet worden. Es handelte sich hiebei um eine 29jährige Frau, welche aus einer blutungsgesunden Familie stammte. Sie hatte mit $3^1/_2$ Jahren zum erstenmal eine schwere rezidivierende Nasenblutung mit anschließender vorübergehender Amaurose. Es traten weiterhin wiederholt schwere Blutungen aus der Nase, blaue Flecken und Blutextravasate, lange und heftige Menstruationen und schließlich eine schwere Nierenblutung auf. Gelenksblutungen und Petechien fehlten immer. Leber und Milz waren nicht vergrößert, der Wassermann negativ. Die Gerinnungszeit war auf 25 Minuten verlängert, Blutungszeit, Fibrinogen, Thrombozytenzahl und Retraktion normal. Sehr auffällig war jedoch die hochgradige Verlängerung der Prothrombinzeit, die auf Vitamin K nicht ansprach, obwohl keine

Zeichen einer Leberschädigung bestanden. Auf Bluttransfusionen trat eine prompte Besserung ein. Die weitere Untersuchung ergab, daß ein labiler Plasmafaktor, der bisher meist in der nicht hinreichend gereinigten Prothrombinfraktion enthalten war und der von *Owren* als Faktor V bezeichnet wurde, fehlte. Das Prothrombin jedoch war in normaler Menge vorhanden und von normaler Wirksamkeit. Immer wieder finden sich in der Literatur Angaben über hämophile Patienten, bei denen sich ein verminderter Prothrombinspiegel fand, der nicht oder nur schlecht auf eine Vitamin-K-Behandlung reagierte *(Hecht)*, sowie andere Fälle von idiopathischer Hypoprothrombinämie, für die die gewöhnlichen Ursachen dieser Erkrankung nicht nachgewiesen werden konnten und die gegen eine Vitamin-K-Therapie refraktär waren *(Austin* und *Quastler; Giordano; Hauser* [1, 2]; *Heindl, Anderson* und *Friedländer; Heinhild; Murphy* und *Clark; Plum* [1, 2]; *Quick* [2, 4, 6, 7]; *Rhoads* und *Fitz-Hugh)*. Die unter der Diagnose der idiopathischen Hypothrombinämie laufenden Patienten zeigen wechselnd starke Haut- und Schleimhaut-, Darm-, Nierenblutungen, aber keine Gelenksblutungen. Bei den meisten Patienten finden sich die ersten Manifestationen bereits in der Kindheit, nur bei einem Fall *(Austin* und *Quastler)* in höherem Alter. In den meisten Fällen läßt sich Erblichkeit nachweisen oder zumindest vermuten, sie fehlt bei den Fällen von *Rhoads, Austin, Heindl.* Bei den beiden letzten scheint es sich um erworbene Erkrankungen zu handeln. Aber auch das Verhalten bezüglich des Gerinnungsstatus ist sehr wechselnd. Die Gerinnungszeit ist normal *(Murphy* und *Clark, Quick* [6, 7]), sonst verlängert, die Retraktion des Blutkuchens ist meist gut, die Blutungszeit ist normal *(Quick* [2], *Austin* und *Quastler)* oder verlängert, die Kapillarzerreißlichkeit ist normal oder erhöht *(Rhoads, Giordano)*, bei den Fällen von *Heinhild* bestand gleichzeitig eine Thrombopenie und eine Fibrinopenie. Auf Grund dieser Mannigfaltigkeit der klinischen und der gerinnungsphysiologischen Erscheinungen dürfte hier wohl kein einheitliches Krankheitsbild vorliegen. So stellt auch *Quick* (6, 7) zwei ähnliche familiäre Krankheitsbilder gegenüber, von denen das eine durch einen tatsächlichen Prothrombinmangel (Komponente A), das andere durch Mangel an einem anderen Faktor, der von Komponente A und von dem labilen Faktor verschieden war, verursacht wurde (neue Nomenklatur). Das Blut dieser Fälle vermochte die Gerinnung gelagerten Blutes zu normalisieren, was einen Mangel an labilem Faktor ausschließen läßt. Bei dem Fall von *Rhoads* und *Fitz-Hugh* führt Zugabe von prothrombinfreiem Plasma zu normaler Gerinnung, so daß *Quick* (6) annimmt, daß hier in Wirklichkeit ein Fall von Parahämophilie vorliege. In den übrigen Fällen ist unseres Wissens eine derartige Untersuchung gar nicht erfolgt, so daß die Unterscheidung nicht möglich ist. Hieher könnte eventuell der vorhin erwähnte Fall von *Joules* und *McFarlane* gehören, doch sind solche Entscheidungen nachträglich ohne Möglichkeit der Durchführung der entsprechenden charakteristischen Untersuchungen nicht sicher möglich. Siehe auch S. 17, 36 und 88.)

Ist es gelungen, bei einem Patienten alle diese Erkrankungen auszuschließen, d. h. liegt eine Gerinnungsstörung vor, die durch eine mäßige bis stark verlängerte Gerinnungszeit bei normalem Prothrombin, Faktor V, Calcium, Fibrinogen, normaler Thrombozytenzahl, Blutungszeit, Retraktion und negativen Capillartests charakterisiert ist, so scheint eine Hämophilie vorzuliegen. Je nachdem, ob sich diese Gerinnungsstörung bei gleichzeitigem Bestehen der typischen klinischen Symptome bei einem Patienten findet, bei dem man den charakteristisch geschlechtsgebundenen rezessiven Erbgang nachweisen kann oder nicht, spricht man entweder von erblicher oder sporadischer Hämophilie. Bei der Stellung der letzteren Diagnose wird man in zwei Richtungen hin vorsichtig sein müssen. Einerseits ist es möglich, daß die Erbanlage durch zwei oder drei Generationen von Konduktorin auf Konduktorin übertragen wurde und daher verdeckt blieb, so daß der Eindruck einer sporadischen Erkrankung entsteht, um so mehr als in der Gegenwart infolge der kriegsbedingten Verhältnisse den Kranken oft über ihre Vorfahren und lebenden Verwandten nichts Näheres bekannt ist, anderseits sich auch heute noch in die Gruppe der sporadischen Bluter verschiedene Krankheitsformen eingereiht finden, die bei entsprechend eingehender Untersuchung infolge Abweichungen der Gerinnungsstörung von der „typisch hämophilen" von der Hämophilie abzutrennen sind, wie im folgenden an einer eigenen Beobachtung und an einigen knapp vorher oder während unserer Arbeiten im Schrifttum dargestellten Fällen gezeigt werden soll. Wir glauben, in den bei diesen Kranken vorliegenden charakteristischen Gerinnungsbefunden eine Berechtigung gefunden zu haben, diese Erkrankung als eigene Untergruppe von den übrigen hämorrhagischen Diathesen abzugrenzen. Ehe wir aber auf die Darstellung unseres eigenen Falles eingehen, erscheint es erforderlich, eine kurze Übersicht über die Symptomatologie und die verschiedenen Ansichten über das Wesen der Gerinnungsstörung bei der Hämophilie zu geben.

2. Die Natur der Gerinnungsstörung bei Hämophilie.

a) Ausschluß von Veränderungen an den klassischen Gerinnungsfaktoren.

Als Ursache der Gerinnungsstörung bei Hämophilie wurden der Reihe nach alle klassischen Gerinnungsfaktoren angeschuldigt. Sie sollten entweder mengenmäßig vermindert oder, sofern dies durch quantitative Bestimmungen ausgeschlossen werden konnte, qualitativ minderwertig sein. Schon *Grandidier* hat erkannt, daß das Fibrinogen bzw. Fibrin in normaler Menge vorhanden ist, ein Befund, der später von *Sahli* (1), *Nolf* und *Herry, Wöhlisch* (3) und vielen anderen bestätigt wurde. Auch eine qualitative Veränderung wurde von *Klinger* und *Wöhlisch* (4) ausgeschlossen, da hämophiles Fibrinogen zur Gerinnung nicht mehr Thrombin benötigt als normales. Auch ein Mangel an Calciumsalzen konnte ausgeschlossen werden *(Klinke)*. Ein Fall von *Hess,* bei dem tatsächlich ein Calciummangel bestand und bei dem Calciumzufuhr die Gerinnungsstörung beeinflußte, kann, wie oben gezeigt, wohl nicht als typische Hämophilie gelten. Von *Weil* (1, 2) und *Broca* wurde eine Hemmkörperwirkung als Ursache der Hämophilie angenommen. Diese Befunde konnten jedoch von *Morawitz* und *Lossen,* die keine Vermehrung des Antithrombins nachweisen konnten, nicht bestätigt werden. Sie wurden daher als Versuchsfehler gedeutet. Wie später gezeigt werden soll, scheint nach den neuesten Untersuchungen auch eine andere Deutung im Bereich der Möglichkeit zu liegen. Von *Fuchs* und *Falkenhausen* (1930) wurde später eine abnorme Stabilisierung des im Plasma enthaltenen Gerinnungssystems durch ein Antiprothrombin (wahrscheinlich Heparin) angenommen, wodurch ein Zustand entsprechend dem nach Peptonschock entstehen soll. Diese Annahme wurde von *Howell* (3) und *Evans* und *Howell* widerlegt, welche Heparin nicht in größerer Menge aus hämophilem Blut als aus normalem extrahieren konnten. *Frank* und *Hartmann* nehmen von der Gerinnungstheorie von *Bordet* ausgehend eine Hemmung der Umwandlung von Proserozym in Serozym an. Auch *Feissly* (1) nimmt ursprünglich eine abnormale Beschaffenheit des Proserozyms und eine verzögerte Umwandlung desselben in das Serozym an. Als Ursache hiefür denkt er am ehesten an einen Stabilisator, der die Umwandlung hemmt, obwohl er auch die Abwesenheit eines kinetischen Faktors in Erwägung zieht. Die normalisierende Wirkung sehr kleiner Mengen von Normalblut, die *Feissly* bereits damals kannte, bezog er aber auf reine Substitution des veränderten Proserozyms durch normales, obwohl die zugesetzten Mengen zu einer derartigen Normalisierung nicht hätten ausreichen können. *Stuber* und *Lang* sowie *Taege* führen die Ge-

rinnungsstörung auf eine Hemmung der Glykolyse durch eine Vermehrung des Fluorgehaltes des hämophilen Blutes zurück, da sie bei
Hämophilen eine Vermehrung des Fluors nachweisen konnten. Diese
Befunde wurden jedoch von *Hoff* und *May; Feissly, Fried* und
Oehrli; Brandes; Fuji (1, 2) u. a. nicht bestätigt. Eine Verminderung
des Prothrombins wurde von *Howell* (2 a) und von *Klinger* angenommen. *Addis* sprach sich für eine qualitative Veränderung des
Prothrombins aus, die die verlangsamte Aktivierung des Prothrombins zu Thrombin verursache. Eine Ansicht, der sich auch *Eagle* (1)
in Untersuchungen an reinen Prothrombinpräparaten von Normalen
und Hämophilen anschloß (siehe S. 30). Hingegen zeigten *Morawitz*
und *Lossen* sowie *Kottmann* und *Lidsky* und besonders *Dam* und
Vendt, die quantitative Untersuchungen anstellten, daß bei Anwendung großer Thrombokinasemengen Hämophilieblut normal gerinnt.
Eagle (2) selbst und *Tocantins* zeigten außerdem, daß hämophiles
Blut unter Einwirkung von Schlangengiften normal gerinnt. Diese
Befunde sind nur so erklärbar, daß die Prothrombinmenge qualitativ
und quantitativ normal ist, ein Befund, der seit Einführung der
*Quick*schen Prothrombinbestimmung ungezählte Male bestätigt werden konnte. Dementsprechend muß auch die Thrombinmenge des
Hämophilen normal sein. Dies steht im Gegensatz zu den von
Eagle (1) mitgeteilten Ergebnissen, die nur so erklärt werden können,
daß die Prothrombinpräparate wohl nicht vollkommen rein waren,
vielmehr mit dem später zu besprechenden Plasmafaktor verunreinigt
gewesen sein dürften. Daß es dennoch zu einer sehr verzögerten und
stockenden Gerinnung mit Bildung geschichteter, unzusammen-
hängender Gerinnsel kommt, ist wohl nur darauf zurückzuführen,
daß das Thrombin langsamer gebildet wird und wegen der gleichzeitig ablaufenden Inaktivierung zu Metathrombin immer nur in
geringer Menge vorhanden ist. Immerhin spricht dies für eine Störung
des Ablaufes der ersten Phase der Blutgerinnung, die nach Ausschluß
einer Veränderung des Calciumspiegels, des Faktors V und des Prothrombins nur auf die Thrombokinase zurückgeführt werden kann.
Morawitz und *Lossen* haben dies bereits richtig erkannt, aber ihre
Befunde insofern falsch gedeutet, als sie einen Mangel an Gewebsthrombokinase bei Hämophilie angenommen haben. Die quantitative
Untersuchung des Thrombokinasegehaltes der Leichenorgane durch
Gressot, der diesen normal fand, hat diese Annahme widerlegt.

b) Das Verhalten der Thrombozyten bei Hämophilie.

Sahli (2) hat bereits 1910 beobachtet, daß die geformten Elemente
eines Normalblutes die Gerinnung von hämophilem Blut stark beschleunigen, und hat daher die Gerinnungsstörung bei Hämophilie

auf eine Verminderung der Thrombokinase der Blutzellen zurückgeführt. *Addis* hat 1911 diese Beobachtung widerlegt, indem er zeigen konnte, daß hinreichend gereinigte Blutzellen von Normalpersonen keine derartige Wirkung zu entfalten imstande sind, ja daß sogar das Waschwasser wirkungsvoller ist als die Blutzellen. Dennoch hat *Fonio* 1914 (1) den Versuch *Sahlis* insofern wiederholt, als er zeigte, daß normale Thrombozyten hämophiles Blut normal zur Gerinnung bringen, wodurch eine qualitative Insuffizienz der hämophilen Thrombozyten erwiesen schien. Dieser Befund wurde von *Minot* und *Lee, Opitz* und *Zweig, Wuhrmann* u. a. bestätigt, während *Eagle, Patek* und *Stetson, Dyckerhoff* und *Goossens* gegenteilige Ergebnisse erhielten. Dieses Verhalten der Thrombozyten könnte durch einen Mangel an Thrombokinase oder durch eine vermehrte Stabilität bedingt sein. Zerstört man die hämophilen Thrombozyten mechanisch durch Einfrieren und Auftauen, so wird die Gerinnung des hämophilen Plasmas beschleunigt *(Birch* [1, 2]; *Govaerts* und *Gratia; Burstein)*. Dasselbe geschieht, wenn man calciumfreies hämophiles Plasma mehrere Stunden lang im Brutschrank stehen läßt *(Lundsteen)*. Es gerinnt dann nach Rekalzifizieren nahezu normal. Diese Ergebnisse sprechen jedoch gegen eine Verminderung der Thrombokinase und für eine gesteigerte Stabilität der Thrombozyten. Im gleichen Sinne spricht auch die Erhöhung der Resistenz der Thrombozyten gegen hypotone Kochsalzlösungen *(Fonio; Opitz* und *Zweig)*. Gleichermaßen wird auch die mangelnde Agglutination und Verschmelzung der Thrombozyten, die von *Minot* und *Lee, Howell* und *Cekada* u. a. festgestellt wurde, gedeutet. Hiebei wird aber übersehen, daß Zerfall der Thrombozyten und mangelhafte Agglutination zwei vollkommen verschiedene Vorgänge sind, die nicht zwangsläufig miteinander gekoppelt sein müssen. Der Zerfall des Hyalomer ist notwendig für die Abgabe der Thrombokinase. Die Agglutination hingegen ist die Folge der Profibrinbildung. Diese wird ausbleiben oder verzögert sein, wenn die Abgabe der Thrombokinase verzögert ist. Aber dies ist nicht die einzige Ursache für eine verzögerte Profibrinbildung, weshalb die mangelhafte Agglutination nicht als Beweis für die Größe der Stabilität der Thrombozyten gelten kann. Auch die Beobachtung, daß hämophile Thrombozyten in normalem Blut eine normale Wirkung entfalten, spricht gegen eine Minderwertigkeit der Thrombozyten *(Govaerts* und *Gratia, Dam* und *Vendt)*. Nur *Fonio* (2) hat eine schwächere gerinnungsauslösende Wirkung der hämophilen Plättchen im Normalblut finden können. Schließlich haben *Feissly* und *Fried* für Thrombozyten so wie schon vorher *Addis* für die gesamten geformten Elemente zeigen können, daß die Unterschiede der hämophilen und normalen Thrombozyten im hämophilen Plasma nach hinreichendem Waschen der normalen Thrombozyten verschwinden. Offenbar ist die Normalisierung der Gerinnungsstörung der Hämophilie mit normalen Thrombozyten durch Verunreinigung nicht hinreichend gewaschener Thrombozyten durch einen Plasmafaktor verursacht.

c) Die plasmatische Genese der Gerinnungsstörung bei Hämophilie.

Schon *Sahli* (2) hat beobachtet, daß Beigabe von Normalplasma zu Hämophilieblut die Gerinnung zu normalisieren imstande ist. Später konnten *Addis, Weil* (1) und *Feissly* (1) dasselbe für sicher plättchenfreies Oxalatplasma, *Patek* und *Taylor* (1) sowie *Patek* und *Stetson* für durch Berkefeldfilter filtriertes plättchenfreies Plasma zeigen. Diese Untersuchungen sprechen eindeutig für die Bedeutung eines Plasmafaktors für die Gerinnung des hämophilen Blutes, lassen sich aber nicht als Beweis für eine Identität zwischen Plasmafaktor und Plasmathrombokinase anführen oder als Beweis für die Existenz einer Plasmathrombokinase überhaupt verwerten. Wie schon eingangs erwähnt und wie im folgenden noch ausführlich darzulegen, ist in den verhältnismäßig alten Untersuchungen, auf die sich die Annahme der Existenz einer Plasmathrombokinase stützt, keine sichere Gewähr dafür geboten, daß nicht die nachgewiesene Plasmathrombokinase aus Thrombozyten stammt, die bereits vor dem Zentrifugieren zerfallen sind. Auch der Nachweis, daß schon $^1/_{20}$ Volumen Normalplasma genügt, um die Gerinnungsstörung der Hämophilie zu beseitigen, spricht gegen die Annahme einer reinen Substitution von Thrombokinase (*Govaerts* und *Gratia, van Creveld* [1], *Fuji* [3, 4]).

Die ersten systematischen Untersuchungen zu diesem Fragenkomplex wurden 1931 von *Govaerts* und *Gratia* ausgeführt. Sie konnten einerseits zeigen, daß hämophiles, thrombozytenreiches Plasma normal gerinnt, wenn die Thrombozyten zerstört werden, daß anderseits Zugabe von nur $^1/_{25}$ des Volumens an Normalplasma eine wesentliche Verkürzung der hämophilen Gerinnungszeit verursacht. Diese Verkürzung kann nicht durch Zugabe von Thrombokinase bedingt sein, da diese mengenmäßig bedeutungslos ist. Schließlich konnten sie nachweisen, daß der angenommene Plasmafaktor nicht ultrafiltrierbar und thermolabil ist. Sie deuteten die Befunde in der Richtung, daß die Thrombozyten durch das Fehlen des zu ihrem Zerfall erforderlichen Plasmafaktors abnorm stabilisiert seien. *Bendien* und *van Creveld* (1) konnten 1935 diese Befunde bestätigen und isolierten aus dem Plasma eine Euglobulinfraktion, die in vitro die Gerinnungszeit des hämophilen Plasmas weitgehend verkürzte und auch in vivo nach intravenösen Injektionen eine gewisse Wirkung besaß (*Bendien* und *van Creveld* [2]). Sie war durch Ansäuern auf pH 5,5 fällbar und an Kohle adsorbierbar (*Bendien* und *van Creveld* [3]). Auch aus Placenta gewannen sie ein derartiges Globulin (*Bendien* und *van Creveld* [4, 5]) und reicherten es schließlich so weit an, daß eine beträchtliche Wirkung in vivo erzielt werden konnte (*van Creveld* und *Mastenbroek* [1, 2]). *Patek* und *Taylor* (2) isolierten ebenfalls aus Plasma eine Eiweißfraktion mit derartiger Wirkung, welche nicht dialysierbar, aber durch Berkefeldfilter filtrierbar war, sich in Wasser nicht, in physiologischer Kochsalzlösung jedoch löste und ein Fällungsoptimum bei pH 5,9 bis 6,4 zeigte. Sie nahmen an, daß es sich eventuell um ein Ferment handeln könnte. Die Fraktion war sowohl in vitro wie in vivo wirksam. Eine analoge Substanz konnten sie aus Rinderplasma isolieren (*Pohle* und *Taylor* [1]), die zur Lokalbehandlung blutender Wunden geeignet war. Auffallend war, daß bei wiederholten intravenösen Injektionen des aus menschlichem Plasma gewonnenen Faktors eine refraktäre Periode auftrat, in der Anstieg der Konzentration dieses Globulins im Plasma keine weitere Wirkung mit sich brachte. Hingegen war die wiederholte Injektion von nativem oder lyophilisiertem Plasma immer wieder und auch auf dem Höhepunkt der Refraktärperiode wirksam (*Pohle* und *Taylor* [2]). *Lozner*, *Kark* und *Taylor* gelang es, aus Plasma ein recht wirksames prothrombin-, fibrinogen- und thrombokinasefreies Präparat herzustellen. Diese Befunde wurden später von *Lozner* und *Taylor; van Creveld* und *Mastenbroeck* (1, 2); *Lewis, Tagnon, Davidson, Minot* und *Taylor; Alexander* und *Landwehr; Wright, Doan, Dodd* und *Thomas; Milstone* (3); *Ferguson* und *Lewis; Taylor* c. s.; *Minot* c. s. u. v. a. bestätigt. Von einem Teil der Autoren wurde dieser Faktor als ein proteolytisches Enzym angesprochen und als antihämophiles Globulin bezeichnet. Er findet sich in der Fraktion I, III/2 und IV nach *Cohn* und *Ma*. Bezüglich seiner Wirkungsweise sei auf das S. 12 und 29 Gesagte verwiesen.

Auch *Howell* (5) kommt bei seinen Untersuchungen 1939 zu dem Schluß, daß ein Plasmafaktor eine bedeutende Rolle bei der hämophilen Gerinnungsstörung spielt. Auf Grund der Wirkung des Zusatzes dieses Faktors zu hämophilem Blut glaubt *Howell,* ihn als eine Plasmathrombokinase bezeichnen zu können, und meint, daß es sich im wesentlichen um einen gleichen Stoff wie in den wässerigen Gewebsextrakten handle. Er konnte für beide ein gleiches chemisches Verhalten in verschiedenen Punkten nachweisen: Sie werden bei längerem Stehen unwirksam, können weitgehend eiweißfrei erhalten werden und sind in Äther unlöslich. Auch bestehen weitgehende gerinnungsphysiologische Übereinstimmungen, doch sind dies nur indirekte Beweise und die Tatsache, daß von zwei Substanzen in einem so komplizierten System derselbe Endeffekt erreicht wird, ist noch lange kein Beweis für gleichen Angriffspunkt und schon gar nicht für Identität der in Frage stehenden Faktoren. Es ist daher naheliegend, daß *Howell* als Quelle dieses Plasmathromboplastins langsam in der Strombahn zerfallene Thrombozyten annimmt, daß also die Thrombozyten- und Plasmathrombokinase dieselbe Quelle haben. Dadurch entsteht wieder die Schwierigkeit, zu erklären, warum das Blut intra vitam flüssig bleibt. Deshalb nimmt *Howell* (5) an, daß zur Gerinnung eine gewisse Thrombokinasekonzentration nötig sei, die im Gefäßsystem nicht, nach Austritt des Blutes aber durch sofortigen weiteren Thrombozytenzerfall sehr schnell erreicht wird. Mit dieser Erklärung· steht jedoch folgende Tatsache im Widerspruch: Wäre die Wirkungsweise des Plasmafaktors nur die einer Thrombokinase und die Ursache der schweren Gerinnungsstörung der Hämophilie der Mangel an dieser Thrombokinase, so wäre es nur schwer verständlich, warum eine sehr geringe Menge Normalplasma die Gerinnungsstörung aufzuheben imstande ist, worauf wir schon vorne hingewiesen haben.

Lenggenhager (4), der die Bedeutung der Thrombozyten für die erste Phase der Gerinnung vollkommen leugnet und nur die Existenz einer Plasmaprothrombokinase anerkennt, nimmt an, daß diese bei Hämophilen schwerer durch Calcium und benetzbare Oberflächen in aktive Thrombokinase übergeführt werden kann. Gleichzeitig spricht er von einer Minderwertigkeit des Prothrombins, die zu einem schlechter autokatalysierenden Thrombin führt. In einer neueren Arbeit (5) postuliert er die Existenz eines weiteren plasmatischen Faktors in der Vorphase der Gerinnung, den er als Thrombokatalysin bezeichnet. Dieses fehlt bei der Hämophilie, gehört der Globulinfraktion an und hat proteolytische Eigenschaften. Es dürfte mit dem antihämophilen Globulin der amerikanischen Autoren identisch sein.

Auch *Feissly* (1, 2, 3) kommt zu der Ansicht, daß die Ursache der hämophilen Gerinnungsstörung im Fehlen eines Plasmafaktors zu suchen ist. Ursprünglich nahm er gemeinsam mit *Fried* an, daß das Proserozym durch einen Stabilisator am Zerfall gehindert werde. Allerdings erwog er bereits 1925 (*Feissly* [1]), daß auch Fehlen eines kinetischen Faktors als Ursache der Gerinnungsstörung in Betracht kommen könnte. Später (2, 3) hielt er die im „proteine visqueuse" (siehe S. 10) enthaltene Plasmathrombokinase bei Hämophilie für vermindert oder minderwertig. Gegen diese Annahme können jedoch dieselben Einwände erhoben werden wie gegen die Theorie *Howells*. In neuester Zeit hat nun *Feissly* (6) zeigen können, daß normales Plasma nach Ausschütteln mit Kaolin schneller, hämophiles nahezu normal gerinnt, daß es aber anderseits möglich ist, das gerinnungs-

verzögernde Agens aus dem Kaolin wieder zu eluieren und durch
Hinzufügen des Eluats zum vorbehandelten Plasma die ursprüng-
liche Gerinnungsverzögerung wieder hervorzurufen. Dieser Hemmkörper soll nun bei der Hämophilie vermehrt sein. Er dürfte dem
Anticephalin nach *Tocantins* entsprechen. Außerdem nimmt *Feissly*
(6) jetzt wie *Lenggenhager* (5) noch einen zweiten plasmatischen
Faktor, ein Thrombokatalysin, an, das für den Ablauf der Vorphase
der Gerinnung erforderlich sein soll. Die Gerinnungsstörung bei
Hämophilie ist also nach seiner Ansicht durch drei Abweichungen
von der Norm charakterisiert: Verminderung der Plasmathrombokinase auf etwa 40%, Insuffizienz des Thrombokatalysins und Anwesenheit eines Hemmkörpers, der dem Anticephalin von *Tocantins*
(1 bis 8) entspricht. Dieser hat seit 1942 in einer Reihe von Arbeiten
gezeigt, daß es möglich ist, aus jedem Blut, das unter einer gewissen
Technik gewonnen wurde, eine Substanz zu erhalten, die die Gerinnung hemmt, in ihrer Wirkung gegen die Thrombokinase gerichtet
ist, und zwar vorwiegend gegen die lipoidhaltige und kaum gegen
die eiweißhaltige, und die er deshalb als Anticephalin bezeichnet.
Das Anticephalin vermindert die Aktivität einer Gewebsthrombokinase nach vorhergegangener Inkubation. Es wird bei 45° innerhalb
von 5 Minuten zerstört, ist mit Lipoidlösungsmitteln extrahierbar
und wird außerhalb des Gefäßsystems bei Berührung mit benetzbaren
Oberflächen schnell zerstört. Es soll eine große Bedeutung für das
Flüssigbleiben des Blutes haben und bei Hämophilie auf das Fünf-
bis Achtfache erhöht sein. Dieser Überschuß kann durch eine Erhöhung der Thrombokinasekonzentration ausgeglichen werden. In
guter Übereinstimmung mit dieser Ansicht *Tocantins* steht auch die
vorhin beschriebene Beobachtung *Howells* über die zur Gerinnung
erforderliche Thrombokinasekonzentration im Plasma sowie die
Untersuchungen von *Dam* und *Vendt* sowie von *Eagle* (1) (siehe
S. 22). Bezüglich der mutmaßlichen Bedeutung des Anticephalins
für den physiologischen Gerinnungsablauf siehe S. 14. Zum Abschluß sei noch ausführlich auf die schon mehrmals zitierten Untersuchungen von *Brinkhous* (2) eingegangen. Dieser ließ normales und
hämophiles Blut in Zitrat enthaltende Gefäße einfließen, die durch
Silicon unbenetzbar gemacht worden waren, so daß die Thrombozyten nicht zerfallen konnten. Dann zentrifugierte er die zelligen Elemente ab und trennte schließlich Plasma und Thrombozyten. Ein
solches völlig plättchenfreies Normalplasma verhielt sich nach Re-
kalzifikation in normalen Glasgefäßen wie hämophiles Plasma und
hatte eine außerordentlich stark verlängerte oder fehlende Gerinnung.
Nach Beigabe von normalen oder hämophilen Plättchen war die Gerinnung normal. Dies bedeutet, daß erstens eine Plasmaprothrombo-

kinase im Sinne *Lenggenhagers,* die durch Calcium und benetzbare Oberflächen und eventuell Thrombokatalysin aktiviert wird, nicht vorliegen kann, und zweitens, daß die Thrombozyten zum Ablauf der ersten Phase der Gerinnung erforderlich sind. Hiedurch sind die Anschauungen *Lenggenhagers* eindeutig widerlegt. Drittens, daß hämophile Plättchen sich in Normalplasma normal verhalten und gleichwertig zu sein scheinen, also die Hämophilie nicht auf eine qualitative Plättcheninsuffizienz zurückzuführen ist. In weiteren Versuchen setzte *Brinkhous* zu plättchenfreiem hämophilem Plasma plättchenfreies Normalplasma zu und erzielte so keine Gerinnung, während Zugabe kleiner Mengen von plättchenfreiem Normalplasma zu plättchenhaltigem hämophilem Plasma die Gerinnung normalisierte. Auch diese Untersuchungen zeigen neuerdings die Bedeutung der Thrombozyten für den Ablauf der ersten Gerinnungsphase, da Normalplasma nur bei Gegenwart von Thrombozyten imstande ist, die hämophile Gerinnungsstörung aufzuheben. Außerdem zeigt dies, daß ein im Normalplasma enthaltener Faktor für die Verwertung der Thrombozyten erforderlich ist. Die geringe Menge von plättchenfreiem Normalplasma, die bereits die Gerinnung plättchenreichen hämophilen Plasmas normalisiert, spricht gegen gleichartige synergetische Wirkung von Thrombozytenthrombokinase und Plasmafaktor, gegen stöchiometrische Verhältnisse in dieser Reaktionsphase und somit gegen die Theorien von *Howell* (5) und gegen die ältere Theorie von *Feissly* (2, 3, 5), daß der Plasmafaktor bei gegebener *(Howell)* oder fehlender *(Feissly)* chemischer Identität gleichsinnig mit der Thrombozytenthrombokinase als Plasmathrombokinase wirke. Gleichzeitig beweist sie die Bedeutung des Plasmafaktors für die Freisetzung und Aktivierung der Thrombozytenthrombokinase, einen Vorgang, den man sich eventuell als Fermentwirkung vorstellen müßte. Als letzten Versuch versetzte *Brinkhous* (2) plättchenfreies hämophiles Plasma mit normalen Thrombozyten und erhielt keine Gerinnung, wodurch er eine neue Bestätigung der bereits bekannten Annahme des Fehlens des Plasmafaktors im hämophilen Blut erbrachte.

Will man die aus diesen Untersuchungen über die Gerinnungsstörung der Hämophilie erhaltenen Ergebnisse zusammenfassen und auf die normale Gerinnung anwenden, so ergibt sich, daß der ersten Phase der Blutgerinnung eine Vorphase vorausgeht, deren Ergebnis das Vorliegen aktiver Thrombokinase ist. Zu ihrem Ablauf sind Thrombozyten, Calciumionen, benetzbare Oberflächen und ein Plasmafaktor erforderlich. Es besteht große Wahrscheinlichkeit, daß entweder der Plasmafaktor oder der Faktor aus den Thrombozyten Fermentwirkung für diese Reaktion entfaltet. Bezüglich des Ablaufes sind zwei prinzipiell verschiedene Deutungen möglich. Entweder nimmt man an, daß die Thrombozyten, die durch den Einfluß der benetzbaren Oberfläche bei Gegenwart von Calciumionen zerfallen, ein Plättchenenzym abgeben, das dann den Plasmafaktor, der als Plasmaprothrombokinase (Thromboplastinogen) aufzufassen wäre und der nicht aus intravital zerfallenen Thrombozyten stammt, in die aktive Thrombokinase umwandelt (*Quick* [5]), oder aber man nimmt an, daß die Thrombozyten bei Gegenwart von Calciumionen, benetzbaren Oberflächen und Plasmafaktor, dem dann wohl Enzymwirkung zukommen dürfte, die Thrombokinase abgeben, eine Anschauung, die derzeit mehr Anhänger haben dürfte. Dieser Plasmafaktor wird, da er bei Hämophilie fehlt, als antihämophiles Globulin bezeichnet. (Über seine Eigenschaften siehe S. 25). Hiebei sind für den Plasmafaktor zwei verschiedene Angriffspunkte denkbar. Entweder wirkt er als Thrombozytolysin beim Zerfall der Thrombozyten mit oder als Aktivator der von den zerfallenen Thrombozyten abgegebenen noch inaktiven Thrombokinase. Die schon vorhin erwähnte Beobachtung von *Birch* (1, 2); *Govaerts* und *Gratia; Lundsteen* und vielen anderen, daß mechanische Zerstörung der hämophilen Thrombozyten zu einer Verkürzung oder gar Normalisierung der Gerinnungsstörung des hämophilen Blutes führt sowie die geschilderten Ergebnisse von *Brinkhous* sprechen wohl am ehesten für die Wirkung des Plasmafaktors als Thrombozytolysin. Die durch die Wirkung des Thrombozytolysins frei gewordene Thrombokinase könnte entweder schon aktiv sein oder eher erst durch den Einfluß der benetzbaren Oberflächen und des Calciums aktiviert werden. Allerdings wäre es auch möglich, anzunehmen, daß die Thrombozyten sehr leicht, eventuell schon innerhalb des Gefäßsystems zerfallen und eine inaktive Prothrombokinase abgeben, die erst durch das antihämophile Globulin aktiviert wird. Wäre der Plasmafaktor die inaktive Thrombokinase und der Plättchenfaktor das aktivierende Agens, so wäre es schwer verständlich, daß zerstörte Thrombozyten ein hämophiles Plasma, in dem der Plasmafaktor fehlt oder zumindest stark vermindert ist, nahezu normal zur Gerinnung bringen können. Allerdings fehlen allen diesen Überlegungen noch die entsprechenden endgültigen experimentellen Beweise. Es wäre also die Vorphase der Gerinnung folgend zu formulieren:

1. Stufe:

2. Stufe:

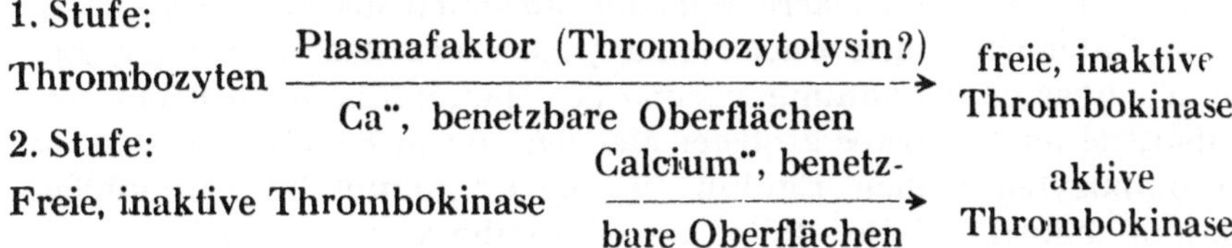

Das Wesen der Gerinnungsstörung der Hämophilie ist in dem
Fehlen des Plasmafaktors zu suchen, wodurch es zu einem Mangel
an aktiver Thrombokinase kommt. Dieser Mangel führt einerseits zu
einer Verlangsamung der ersten Phase der Gerinnung, dadurch zu
einer längeren Latenz, bis das erste aktive Thrombin vorhanden ist
und die zweite Phase der Gerinnung beginnen kann, anderseits dazu,
daß nach diesem Zeitpunkt in der Zeiteinheit immer nur eine geringe
Menge von Thrombin vorhanden ist, wodurch die Zeit bis zum Abschluß der Gerinnung noch mehr verzögert ist als der Gerinnungs-
anfang. Wie die Untersuchungen von *Brinkhous* (1), *Chevallier* und
Mitarbeitern, *Quick* (5) über den Prothrombinverbrauch (Pro-
thrombinkonsumptionstest) bei der Gerinnung des hämophilen Blutes
zeigen, ist die bei unbeeinflußter Gerinnung tatsächlich verbrauchte
Prothrombinmenge und infolgedessen auch die gesamte gebildete
Thrombinmenge im hämophilen Blut viel geringer als im normalen.
Als Folge der verzögerten Thrombinbildung ist auch das Gerinnsel
viel weniger widerstandsfähig, erscheint inhomogen und geschichtet.
Der Unterschied gegenüber der auf S. 22 geschilderten Ansicht, daß
die Thrombinmenge im hämophilen Blut nicht vermindert sei, ist in
einer verschiedenen Versuchsanordnung hier und dort bedingt, da bei
den dort geschilderten Untersuchungen die gesamte Prothrombinmenge in Thrombin umgewandelt, während hier die unbeeinflußte
Gerinnung beobachtet wurde.

Aber auch in ein anderes Kapitel der Wirkung der Thrombokinasen werfen die Untersuchungen über die Hämophilie ein neues
Licht. Wie schon eingangs erwähnt, konnten *Morawitz* und *Lossen*,
Kottmann und *Lidsky*, *Quick* und viele andere zeigen, daß gerinnungsaktive Gewebsextrakte (Gewebsthrombokinase) die Gerinnung
des hämophilen Blutes normalisieren. Quantitative Untersuchungen
über die Wirkung der Gewebsextrakte, die von *Dam* und *Vendt* ausgeführt wurden, zeigen, daß kleinste Mengen von Gewebsextrakten
auf hämophiles Blut geringere Wirkung ausüben als auf normales
Blut, daß sich offenbar die Wirkung der Thrombozytenthrombokinase und der Gewebsthrombokinase im normalen Blut addiert,
während im hämophilen Blut die Thrombozytenthrombokinase inaktiv ist. Analoge Verhältnisse konnte *Eagle* (1) für die Wirkung
von Thrombozytensuspensionen zeigen, welche ebenfalls auf normales Plasma eine stärkere Wirkung ausübten als auf hämophiles.
Diese Untersuchungen *Eagles* sind jedoch mit den derzeitigen Ansichten über die Gerinnungsstörung der Hämophilie nicht leicht ver-
einbar, da auch Zugabe größerer Mengen von unzerstörten normalen
Thrombozyten keinen Einfluß auf die Gerinnung im hämophilen
Plasma haben dürfte, falls die Thrombozyten hinreichend ge-

waschen sind, da ihr Zerfall durch Fehlen des Plasmafaktors gehindert ist. Der erste Versuch zeigt, daß Thrombozyten- und Gewebsthrombokinasen trotz ihrer chemischen Verschiedenartigkeit
gleichartige und synergetische Wirkung haben. Es besteht aber insofern ein Unterschied, als im Falle der Thrombozytenthrombokinase
erst ein Aktivierungsprozeß ablaufen muß, während die Gewebsthrombokinasen ohne einen solchen sofort und auch in paraffinierten
Gefäßen wirksam sind. Allerdings kann man auch daran denken,
daß dieser Aktivierungsprozeß bei letzteren bereits während der Aufarbeitung des Gewebes erfolgt sein kann, da ja auch die Gewebe den
wirksamen Plasmafaktor zu enthalten scheinen, wie die Untersuchungen von *Eley* und Mitarbeitern nahelegen. Es sei hier jedoch
darauf hingewiesen, daß die oben geschilderten Untersuchungen von
Dam und *Vendt* auch so erklärt werden können, daß man annimmt,
daß im hämophilen Plasma eine gewisse größere Menge der zugesetzten Gewebsthrombokinase für die Neutralisation des Anticephalins nach *Tocantins* verbraucht wird und so die Wirkungs-
differenz bei kleinen Thrombokinasemengen zustande kommt. Die
Versuche von *Eagle* lassen sich ebenfalls so viel leichter erklären.

III. Die Hämophilie.

1. Symptomatologie der Hämophilie.

Bezüglich der Symptomatologie der Hämophilie sei im einzelnen
auf die zusammenfassenden Darstellungen von *Opitz, Schloessmann*
(1), *Fonio* (2), *Frank* und *Emile-Weil* (3) verwiesen. Die hämophile
Blutungsneigung manifestiert sich gewöhnlich sehr frühzeitig, in den
meisten Fällen innerhalb des ersten Lebensjahres, zumindest innerhalb des ersten Jahrzehntes. Die späteste Manifestation wurde bei
einem 22jährigen Bluter von *Wöhlisch* gefunden. Ausgedehnte Untersuchungen über das Manifestationsalter finden sich bei *Grandidier*
und *Etlinger*. Die ersten Blutungen sind oft Blutungen aus der granu-
lierenden Nabelwunde, etwa nach dem 5. Tag. Frühere Manifestationen gehören wieder zu den Seltenheiten. Ob dies darauf zurückzuführen ist, daß das Kind diaplacentar von der Mutter hinreichend
mit den Gerinnungsfaktoren versorgt wurde, wie *Schloessmann* annimmt, oder ob eine tatsächliche Zufuhr der Thrombokinase durch
die Muttermilch (*Fonio* [2] und *Solé*) anzunehmen ist, bleibt unentschieden. Oft ist die erste Manifestation anläßlich der Circumcision
oder der Dentition zu finden. Auch bei den ersten Gehversuchen der
Kinder kann das häufige unerwartete Entstehen größerer Hämatome
auf die Erkrankung hinweisen.

Man beobachtet Blutungen in natürliche Körperhöhlen, Blutungen aus Wunden nach außen, Hämatome und Gelenksblutungen. Von den Blutungen in präformierte Körperhöhlen sind die häufigsten die Epistaxis und die Blutungen aus dem Zahnfleisch besonders beim Zahndurchbruch, bei Extraktionen und bei Zahnfleischveränderungen. Wesentlich seltener findet man Hämatemesis, besonders bei Ulcera, dann Darmblutungen, z. B. bei schwerer Obstipation, sowie Nierenblutungen. Die Hautblutungen nach außen treten nach Verletzungen aller Art und besonders auch nach Operationen auf. Sie sind genau so wie die Zahnfleischblutungen dadurch charakterisiert, daß sie oft im Anschluß an die Verletzung zunächst normal zum Stillstand kommen, dann aber nach kürzerer oder längerer Zeit neuerdings einsetzen und nun, ohne sehr heftig zu sein, durch ihre lange, unveränderte Dauer lebensbedrohlichen Charakter annehmen können. Petechienartige Hautblutungen, wie sie bei der Purpura gefunden werden, sieht man bei der Hämophilie niemals. Blutungen in parenchymatöse Organe kommen so gut wie nicht vor, wohl aber finden sich Blutungen in die Meningen. Sie sind selten und manifestieren sich durch Drucksymptome, die sich in entsprechenden nervösen Ausfallserscheinungen kundtun. Viel häufiger finden sich subkutane Hämatome. Sie entstehen nach Traumen, so z. B. auch nach subkutanen Injektionen, und können sich im subkutanen Gewebe auf sehr große Flächen ausbreiten, so daß es auch hier zu einem schweren Blutverlust mit allen seinen Folgen kommen kann. Im weiteren Verlauf entsteht häufig Resorptionsfieber. Die Resorption erfolgt an sich meist auffallend schnell, was wohl auf die unvollständige Gerinnung zurückzuführen ist. Die Haut kann in Spannungsblasen abgehoben sein oder nekrotisch werden, wodurch die Gefahr der sekundären Infektion sehr groß wird. Besonders gefährlich sind die allerdings nicht häufigen retrobulbären Blutungen, die in einem hohen Prozentsatz der Fälle durch Sehnervenatrophie zur Erblindung führen. Die Muskelhämatome gehören zu den relativ häufigen Blutungen. Sie entstehen oft schon nach sehr geringen Traumen, so geringem Stoß, jähen Bewegungen, durch Überanstrengung und Ermüdung. Sie zeichnen sich durch ihre ausgesprochene Neigung, oft und immer wieder an derselben Stelle zu rezidivieren, aus. Sie finden sich häufiger an der unteren Extremität als an der oberen und bevorzugen den Quadriceps, Ileopsoas, Glutealmuskulatur, Gastrocnemius. Die Blutungen bleiben hier meist auf die Fascienloge des Muskels beschränkt, führen aber dadurch zur Bildung oft sehr schmerzhafter, harter Schwellungen, die durch Druck auf die Nerven Lähmungserscheinungen verursachen können. Die Rückbildung der Lähmungserscheinungen erfolgt oft schnell, manchmal auch sehr langsam, ist aber meist vollständig. Sie haben eine günstige Prognose, da sie in zwei Dritteln der Fälle vollkommen ausheilen (*Weil* [3]). Am Muskel kann die Blutung ebenfalls ohne Folgen abheilen oder führt bei häufigen Rezidiven zu fibröser Umwandlung mit Kontrakturen, selten zu ossärer Metaplasie und Osteombildung.

Die weitaus häufigste Blutungserscheinung ist die Gelenksblutung, die für die Hämophilie sehr charakteristisch ist. Der Prozentsatz der Bluter, die nicht davon betroffen werden, ist verschwindend klein. Es werden auch hier besonders die statisch mehr belasteten Gelenke der unteren Extremität befallen. Bezüglich der Symptomatologie sei auf die zusammenfassenden Arbeiten von *Petersen, Freund, Reinecke* und *Wohlwill, Weil* (3, 4, 5), *Schloessmann* (1), *Chiari* hingewiesen, bezüglich der Röntgenologie auf *Berg* und *Herzog, Forfota, Günsel, Rypins, Solis-Cohen* und *Levine* verwiesen. Hier sei nur erwähnt, daß man nach *König* drei Stadien unterscheidet. Zunächst das Stadium der ersten Gelenksblutung, des Hämarthros, in dem sich abgesehen von einer eventuellen Verbreiterung des Gelenkspaltes und Verdichtung des Weichteilschattens röntgenologisch keine Veränderungen finden. Sehr bald kommt es zur Entkalkung. Diesem Stadium folgt das der Entzündungsvorgänge (Panarthritis). Es findet sich eine Verdickung der Gelenkskapsel mit Hämosidereinlagerungen und Fibrinauflagerungen, Usuren an den Knochen, besonders seitlich, dann Nekrosen und Knorpelschwund. Röntgenologisch sieht man wolkige Schatten im Bereich der Gelenkskapsel und der umgebenden Weichteile. Der Gelenksspalt ist verschmälert, die Konturen der Gelenksenden sind aufgerauht, unregelmäßig, es finden sich Osteophytanbildungen. Schließlich werden die Gelenksflächen abgeflacht, entrundet und diskongruent. Es kommt zur Ausbildung subchondraler Cysten. Dann schließt sich das dritte Stadium der regressiven Veränderungen an, das zum Bilde der schwersten sekundären Arthropathia deformans mit großen subchondralen Geröllcysten bis zur Ankylosenbildung führt, wodurch der Patient den schwersten bleibenden Schaden erleidet. Nicht bei jedem Bluter treten alle diese angeführten Blutungen auf, sondern die Blutungen zeigen oft bei ein und demselben Individuum immer wieder denselben Charakter und dieselbe Lokalisation, oft wiederholen sie sich auch in regelmäßigen Abständen am selben Ort. Manchmal kann man auch denselben Blutungstyp bei allen Mitgliedern einer Bluterfamilie finden.

Das Wesen der schweren Blutungen ist in der eigentümlichen Gerinungsstörung und der dadurch bedingten Störung der Blutstillung zu suchen. Es ist vielfach angenommen worden, daß die Blutungen außerdem auf eine vermehrte Zerreißlichkeit der Kapillarwände zurückzuführen wären. Die zur Prüfung der Gefäßzerreißlichkeit zur

Verfügung stehenden Methoden, wie die Stauungsmethode nach *Rumpel-Leede,* die Saugprobe nach *Hecht* sowie die *Koch*sche Stichprobe haben in der überwiegenden Mehrzahl der Fälle normale Verhältnisse aufgezeigt *(Schloessmann* [1, 2]; *Morawitz* und *Lossen; Collaud).* Vielmehr werden die Blutungen durch geringste Traumen verursacht, die bei einem normalen Menschen zwar ebenfalls eine Gefäßzerreißung verursachen, aber infolge der normalen Gerinnung keine Blutung auszulösen imstande sind und daher oft gar nicht bemerkt werden. Beim Hämophilen jedoch ist die Blutgerinnung gestört und es kommt aus der kleinsten Gefäßzerreißung zu einer langdauernden Blutung. Ist die Verletzung größer und werden hiebei zahlreiche Gewebszellen zerstört, so kann die dadurch freiwerdende Gewebsthrombokinase zunächst Gerinnungsvorgänge auslösen, die Profibrinbildung und dadurch Plättchenagglutination und Pfropfbildung herbeiführen, doch ist der Thrombus infolge des Fehlens der Mitwirkung der Thrombozytenthrombokinase nur sehr locker und kann leicht wieder fortgespült werden. Jetzt steht aber keine Gewebsthrombokinase mehr zur Verfügung, so daß die neuerliche Blutstillung unterbleibt. So ist es auch verständlich, daß unter Umständen kleinere Verletzungen zu schwereren Blutungen führen als größere, denn hier steht nahezu keine Gewebsthrombokinase zur Verfügung, so daß die Blutstillung vollkommen unterbleibt. Diese Verhältnisse wurden experimentell von *Fonio* und *Vanotti* untersucht. Echte Spontanblutungen, wie sie charakteristisch für die Thrombopenien sind, finden sich bei der Hämophilie niemals. Es genügt daher also ein Mikrotrauma, wie z. B. eine jähe Bewegung, die Korrelationsstörung bei Ermüdung, ein ungünstiger Schritt, ein Sprung über wenige Stufen, die vermehrte Bauchpresse bei der Defäkation usw., um eine Blutung auszulösen. Ist es aber einmal an einer Stelle, z. B. im Muskel oder an der Gelenkskapsel zu Blutungen gekommen, so bilden sich, wie *Reinecke* und *Wohlwill* zeigen konnten, an den Gefäßen Veränderungen aus, die zu Rezidiven der Blutungen prädisponieren und vielleicht auch zu Diapedeseblutungen führen können. Dieser veränderte Gewebsbezirk stellt dann einen Locus minoris resistentiae dar.

Dieselben Verhältnisse, die hier für subkutane, intramuskuläre und Gelenksblutungen geschildert wurden, haben auch für die Blutungen aus Verletzungen Geltung. Auch hier sind die unter der Wirkung der Gewebsthrombokinase gebildeten Thromben besonders leicht abstreifbar und locker, wodurch es zu schweren Nachblutungen kommt, die oft erst nach mehreren Stunden, ja selbst noch nach Tagen auftreten können. Ohne entsprechendes ärztliches Eingreifen kann es zum Verblutungstod kommen. Oft aber kommt die Blutung im letzten Moment doch noch dadurch zum Stillstand, daß einerseits der Blutdruck absinkt und so der Wundverschluß erleichtert wird, anderseits thrombokinasehaltiger Gewebssaft in das Gefäßsystem einströmt und es so zur Normalisierung der Gerinnung kommt.

2. Erblichkeit der Hämophilie.

Die Hämophilie ist eine meist familiär auftretende Erkrankung, die durch einen rezessiven geschlechtsgebundenen Erbgang ausgezeichnet ist. Sie findet sich immer nur bei Männern, während sie durch phänotypisch gesunde Frauen übertragen wird. Ein phänotypisch gesunder Sohn aus einer Bluterfamilie ist auch genotypisch gesund, ein kranker Sohn phänotypisch und genotypisch krank. Der Bluter vererbt die Erkrankung auf alle Töchter, die ein gesundes und ein krankes X-Chromosom besitzen und Konduktorinnen sind, während alle Söhne gesund sind. Von den Nachkommen einer Konduktorin mit einem gesunden Mann sind die Töchter entweder gesund oder ebenfalls Konduktorinnen, die Söhne gesund oder manifeste Bluter. Bei Fehlen männlicher Nachkommen kann die Erbanlage unbemerkt von Konduktorin auf Konduktorin weitergegeben werden und so zwei oder drei Generationen überspringen, um dann doch wieder aufzutauchen. Frauen mit zwei kranken X-Chromosomen sind nur aus Ehen zwischen einem Bluter und einer Konduktorin möglich und müßten auch manifest krank sein. Doch scheint der Hämophiliefaktor ein Letalfaktor *(Bauer)* zu sein; jedenfalls haben alle bisher als weibliche Bluter beschriebenen Fälle einer strengen Kritik nicht standhalten können. Immerhin ist die Erbanlage bei den Konduktorinnen nicht immer vollkommen verdeckt, so daß sich mitunter doch eine Neigung zu Blutungen findet, wie leichter auftretende Hautsuffusionen, starke Nachblutungen nach Zahnextraktionen, häufiges Nasenbluten, Menorrhagien und Metrorrhagien, Geburtsblutungen. Doch reichen diese Blutungen nicht aus, um die Frauen als weibliche Bluter zu deklarieren. Anderseits muß die Konduktorin jedoch keineswegs Blutungszeichen aufweisen. Die Überdeckung der Erbanlage ist bei den Konduktoren der einzelnen Bluterfamilien sehr verschieden, aber ihr Ausmaß oft für die betreffende Familie charakteristisch. Bezüglich der Einzelheiten sei auch hier auf die oben angeführten zusammenfassenden Darstellungen verwiesen. Über die Auswertung geringer Veränderungen der Rekalzifikationszeit zur Diagnose hämophiler Anlageträgerinnen berichten *Marx, Bayerle* und *Jörgens.*

Die Frage der Hämophilie bei der Frau ist wiederholt untersucht und eine große Anzahl von Beobachtungen mitgeteilt worden, die das

Vorkommen der Hämophilie bei der Frau beweisen sollen. So hat *Bucara* bereits 1920 weit über 100 derartige Fälle zusammengestellt, keiner aber konnte einer kritischen Prüfung standhalten. Seither sind viele weitere Fälle berichtet worden, die aber alle heute nicht mehr als beweiskräftig angesehen werden können, da die unbedingt erforderlichen modernen Untersuchungen nicht durchgeführt wurden und auch aus den mitgeteilten Versuchsergebnissen nicht auf den zu erwartenden Ausfall moderner Methoden geschlossen werden kann. Auf vier Fälle der modernen Literatur muß jedoch etwas näher eingegangen werden, da wir später auf diese kurz zurückkommen müssen (siehe S. 88). Sie werden von *Quick* als „hämophilieartige Erkrankungen der Frau" (hemophilia-like disease in women) zusammengefaßt und zeigen eine gewisse Ähnlichkeit mit dem von uns geschilderten Krankheitsbild.

1945 berichteten *Madison* und *Quick* über eine 30jährige Frau aus blutungsgesunder Familie, bei der ein halbes Jahr nach der dritten normalen Entbindung Muskel- und Hautblutungen sowie Hämaturie auftraten. Schließlich kam es zu einer schweren Blutung in die Schleimhaut der Zunge und des Pharynx, an deren Folgen die Patientin erstickte. Die Gerinnungszeit war deutlich verlängert, Blutungszeit, Thrombozytenzahl, Prothrombin und Retraktion waren normal. Die Capillarresistenz war etwas vermindert. Bei der Autopsie war — abgesehen von den Blutungen — bis auf einige Lymphknotenschwellungen kein abnormer Befund zu erheben. In der gleichen Arbeit erwähnen die Autoren einen sonst nicht publizierten Fall von *Loveman*, bei dem es bei einer 33jährigen Frau ebenfalls ein Jahr nach einer normalen Entbindung zu einer derartigen hämorrhagischen Diathese gekommen war.

Hewlett und *Haden* berichten 1949 über zwei weitere derartige Fälle. Bei einer 40jährigen Frau war es 4 Monate nach der fünften normalen Entbindung zum Auftreten von Blutungen in den Zungengrund, Zahnfleischblutungen und Hämaturie gekommen. Die Gerinnungszeit war auf nahezu 2 Stunden, die Recalcifikationszeit auf 21 Minuten verlängert. Die Blutungszeit betrug 3—6 Minuten, der Stautest war negativ, die Thrombozytenzahl mit 370.000—620.000 normal, das Prothrombin betrug 100%, das Fibrinogen 490 mg%, das Calcium 9,4 mg%, die WaR. war negativ. Der zweite Fall betraf eine 33jährige Patientin, bei der ein Jahr nach einer normalen Entbindung Gelenksblutungen, Nasenbluten und Hämaturie aufgetreten waren. Die Familienanamnese war ohne Besonderheiten. Die Gerinnungszeit war auf 2 Stunden 45 Minuten, die Prothrombinzeit von 15 auf 19 Sekunden verlängert. Der Stautest war negativ, die Thrombozytenzahl mit 350.000, die Blutungszeit mit einer Minute, das Calcium mit 10 mg% normal. Die Retraktion erfolgte normal, die WaR. war negativ. Bei beiden Patientinnen war die Therapie mit Plasma ziemlich wirksam. In vitro normalisierte bei dem zweiten Fall ein Normalplasma die Gerinnung des Patientenplasmas nahezu vollkommen, während hämophiles Plasma durch Patientenplasma nicht beeinflußt wurde. Bei beiden Fällen waren die α-Globuline vermindert.

Auch der bereits S. 17 besprochene Fall von *Joules* und *McFarlane* könnte eventuell dieser Gruppe angehören. Auch hier wurde die Gerinnungsstörung durch normales Plasma weitgehend aufgehoben, von hämophilem Plasma jedoch nicht beeinflußt. Er weicht jedoch insoferne von den anderen Fällen dieser Gruppe ab, als die Gerinnung durch Viperngift als Thrombokinase nur auf

31 Sekunden statt auf den Normalwert von 17 Sekunden herabgesetzt werden konnte, so daß auch eine Hypoprothrombinämie sowie eine Parahämophilie in Erwägung gezogen werden müssen.

3. Die sporadische Hämophilie.

Die Heredität ist jedoch keineswegs eine Conditio sine qua non für die Stellung der Diagnose Hämophilie. Neben den typischen familiären Blutern findet man immer wieder Patienten, deren Gerinnungsstörung in allen Punkten der der erblichen Hämophilie entspricht, bei denen auch die klinischen Symptome in vollkommen typischer Weise ausgebildet sind. Man zögert nicht, diese Patienten auch der Hämophilie zuzurechnen und bezeichnet sie als sporadische Bluter. Man wird allerdings mit dieser Bezeichnung in zweifacher Hinsicht vorsichtig sein müssen. Einerseits verbergen sich in der Gruppe der sporadischen Hämophilie Patienten, bei denen sich bei genauester Untersuchung doch Abweichungen von der typischen Gerinnungsstörung bei Hämophilie finden lassen, die also einer der anderen eingangs geschilderten hämorrhagischen Diathesen zuzuordnen sind. Anderseits wird es oft schwierig sein, eine erbliche Belastung sicher auszuschließen, da unter Umständen mehrere Generationen übersprungen werden können, wobei die Erbanlage von Konduktorin an Konduktorin weitergegeben wurde. Auch wissen oft die Patienten über ihre Verwandten wenig Angaben zu machen, so daß sich vielfach die Erblichkeit nicht sicher ausschließen lassen wird. Nach *Schloessmann* (1) nimmt man an, daß die sporadische Hämophilie Folge einer Mutation ist. Diese muß nicht unbedingt bei dem jeweiligen Bluter aufgetreten sein, sondern könnte schon bei seiner Mutter erfolgt sein. Für diese Möglichkeit spricht, daß man immer wieder gleichzeitig bei mehreren Söhnen das Auftreten einer Hämophilie beobachten kann, ohne daß in der Aszendenz entsprechende Hinweise für eine erbliche Belastung zu erheben wären (*Schloessmann* [1], *Boggs, Fonio* [3]).

IV. Ein Fall von atypischer hämophiler Gerinnungsstörung.

Anamnese und klinische Befunde.

Mitte Juni 1947 kam der 60jährige Hilfsarbeiter R. T. an der ersten medizinischen Universitätsklinik in Wien zur Aufnahme. Aus seiner Anamnese, die an Hand der Krankengeschichten früherer auswärtiger Krankenhausaufenthalte ergänzt wurde, sei folgendes hervorgehoben: Dem Patienten ist nichts über Blutungserkrankungen seiner Vorfahren bekannt. Eine Schwester des Patienten war als Kind an einer Diphtherie gestorben, eine zweite Schwester lebt und ist gesund. Der Patient hat zwei Töchter, von denen die eine über verstärkte Regelblutungen berichtet. Die vorgenommene Untersuchung von Gerinnungszeit, Blutungszeit, Prothrombinzeit, Thrombozytenzahl und Fibrinogen ergab bei beiden normale Werte. Der Patient selbst war bis September 1946 nie ernstlich krank gewesen. Er hatte immer als Hilfsarbeiter schwer gearbeitet, hatte sich hiebei wiederholt verletzt und nie eine besondere Blutungsneigung beobachtet; auch wurden ihm mehrere Zähne gezogen, ohne daß es je zu einer Nachblutung gekommen wäre. Seit 1945 lebte der Patient in sehr ungünstigen Verhältnissen, hatte nicht einmal das Geld, die damals knappen, auf Karten erhältlichen Lebensmittel einzukaufen. Mitte September 1946 kam er an der chirurgischen Abteilung des Krankenhauses in Baden wegen einer impetiginisierten Scabies zur Aufnahme. Es war zur Ausbildung eines größeren Abszesses an der Innenseite des rechten Oberschenkels und mehrerer kleiner Abszesse an beiden Unterschenkeln gekommen. Da die Heilungstendenz eine außerordentlich schlechte war, erhielt der Patient am 9. November 1946 eine Bluttransfusion von 150 ccm Frischblut, um durch eine Umstimmung des Organismus eine bessere Wundheilung zu erzielen, was auch tatsächlich erreicht wurde. Auf eine direkte Anfrage an den damaligen behandelnden Arzt wurde uns mitgeteilt, daß damals keine Blutungsneigung bestanden habe. Im März 1947 trat plötzlich ohne besondere Ursache eine Schwellung des linken Knies auf, die ohne Verfärbung und ohne wesentliche Schmerzhaftigkeit einherging. Die Schwellung hielt nun unverändert an. Seit ungefähr derselben Zeit bemerkte der Patient das Auftreten bläulicher ausgedehnter Flecken in der Haut der unteren Extremitäten und des Halses, weniger an anderen Körperstellen. Da die Schwellung des Kniegelenkes sich nicht besserte, kam er Ende Mai 1947 an die innere Abteilung des Krankenhauses in Baden, wo er mit Kurzwellen, Umschlägen und Cehasol behandelt wurde. In der letzten Zeit vor der Krankenhausaufnahme hatte er an einer Enterocolitis mit zeitweise starken Durchfällen gelitten. Anfangs Juni trat ohne äußere Ursache ein Hämatom an der rechten Handfläche und am Mundhöhlenboden auf, das sich schnell weiter ausbreitete, allmählich die Wangen, den Hals und einen großen Teil der Brust ergriff, sich auch auf die Schleimhaut der Wangen, des Rachens und des Kehlkopfes erstreckte, so daß Atemnot auftrat. Ein zu diesem Zeitpunkt erhobener Blutbefund ergab eine Anämie von $2^1/_2$ Millionen Erythrozyten, 9700 Leukozyten, 57% Segmentkernige, 20% Stabkernige, 18% Lymphozyten, 2% Monozyten, 3% Eosinophile, Blutungszeit 2, Gerinnungszeit 11 Minuten. Da die Atemnot weiter zunahm, wurde der Patient am 7. Juni 1947 an die 2. Hals-, Nasen-, Ohrenklinik nach Wien verlegt. Hier wurde folgender Lokalbefund erhoben: Unter der Wangenschleimhaut links eine sehr starke bläulichviolette Vorwölbung. Das gleiche in geringem Ausmaß rechts. Zunge stark diffus vergrößert, der Mundboden durch ein großes Hämatom vorgewölbt, über den Unterkieferrand nach vorne quellend. Auch am Gaumen rechts mehr als links ausgedehnte Suffusionen unter der Schleimhaut. Die ganze Halsgegend stark verbreitert und verschwollen, die Haut durch ausgedehnte subkutane Suffusionen, die nach abwärts über die Schlüsselbeine bis in die Höhe der dritten Rippe reichen, bläulich verfärbt. Auch die Pharynxhinterwand ausgedehnt suffundiert, nach unten zunehmend nach vorne gedrängt, so daß der Einblick in den Larynx kaum möglich ist. Die Epiglottis an der lingualen Seite stark ödematös und schwarzrot verfärbt. Ebenso auch die aryepiglottische Falte rechts. Die Stimmlippen beweglich, beide Recessus piriformes verstrichen. Die Blutungszeit beträgt jetzt 140 Sekunden, die Gerinnung begann nach 15 Minuten, das Ende stark verzögert, die Thrombozyten 393.000. Das Prothrombin 36%. Die Blutung kam zum Stillstand, so daß eine Tracheotomie nicht erforderlich wurde. Nach Abklingen der akuten lokalen Erscheinungen wurde der Patient

Mitte Juni an unsere Klinik verlegt. Bei der Aufnahme war das Hämatom schon in Rückbildung. Es handelte sich um einen Patienten von zarter Konstitution in schlechtem Ernährungs- und Kräftezustand. Am Thorax links hinten ein großer Nävus pilosus et pigmentosus. Am Herzen kein pathologischer Befund. An der Lunge hypersonorer Klopfschall, vesikuläres Atmen mit trockenen Rg.,

Tabelle 1.

	1. Aufnahme Juni 1947	2. Aufnahme Jänner 1948
Erythrozyten	2,660.000	2,680.000
Sahli	52%	50%
Färbeindex	1,0	0,9
Leukozyten	10.400	11.900
basophile		—
eosinophile	1%	4%
stabkernige	7%	6%
segmentkernige	55%	54%
Lymphozyten	34%	36%
Monozyten	3%	—
Thrombozyten	496.000	442.200
Blutungszeit	90 sec.	120 sec.
Gerinnungszeit Anfang	100 min.	130 min.
Ende	170 min.	180 min.
Recalcifikationszeit	53 min.	12 min.
Prothrombin	100% (45%)	100% (75%)
Blutsenkung n. W.	117/137	115/137
Gesamt-N.	1.293,60 mg%	988,4 mg%
Albumin-N.	378,56 mg%	460,6 mg%
Globulin-N.	883,40 mg%	492,8 mg%
Fibrinogen-N.	105,00 mg%	90,0 mg%
Rest-N.	31,64 mg%	35,0 mg%
Kalium	19,5 mg%	—
Calcium	10,0 mg%	—
Phosphor	4,2 mg%	—
Chlor	369,2 mg%	—
Takata	negativ	negativ
Weltmann	0,45‰	0,4‰
Thymol	negativ	—

links mehr als rechts. Röntgenologisch links vorwiegend im Unterlappen zahlreiche sackförmige Bronchiektasien und eine kleinapfelgroße zartwandige Cyste. Leber und Milz nicht vergrößert. Ebenso keinerlei Lymphknotenvergrößerungen nachweisbar. Rechts eine angeborene Hüftgelenksluxation. Das rechte Bein atrophisch. Das linke Kniegelenk war angeschwollen, fühlte sich heiß an und war schmerzhaft. Die Röntgenuntersuchung des Skelettsystems ergab ein asymmetrisches Becken, Linksskoliose der Lendenwirbelsäule mit sekundärer, statisch bedingter Spondylarthropathia deformans. Am rechten Hüftgelenk die Zeichen einer angeborenen Luxation. An den Knie-, Schulter- und Ellbogengelenken abgesehen von geringen Zeichen einer Arthrosis deformans keine Veränderungen. Im Urin Urobilinogen vermehrt, sonst kein pathologischer Befund. Die Blutuntersuchung ergab die in Tabelle 1 zusammengestellten Ergebnisse. *Rumpel-Leede, Koch*sche Stichprobe und *Hecht*sche Saugprobe waren negativ. Im Sternalpunktat keine Auffälligkeiten. Die Kolloidstabilitätsproben (Takata, Weltmann, Thymol) fielen normal aus. Wegen der Gerinnungsstörung und der starken, zwischen 10 und 45% schwankenden Verminderung des Prothrombinspiegels wurde eine Hypoprothrombinämie angenommen, die durch die schlechte Ernährung und die langdauernde Enterocolitis hätte bedingt sein können. Der Patient wurde mit großen Dosen von synthetischem Vitamin K behandelt, ohne daß es zu einer Änderung des Prothrombinspiegels kam. Vielmehr schien der Prothrombinspiegel unkontrollierbar zu schwanken. Dies veranlaßte uns, Zweifel an der Richtigkeit der Bestimmungen und der Diagnose zu hegen. Wir versetzten nun die Blutprobe, die zur Prothrombinbestimmung abgenommen war, mit der doppelten bis dreifachen Menge an Thrombokinase und erreichten so eine Normalisierung der Prothrombinzeit (Tabelle 2, Abb. 4, S. 50), während unter normalen Verhältnissen eine derartige Vermehrung der Thrombokinasemenge zu einer Verzögerung der Gerinnung führt, worauf wir an anderer Stelle bereits hingewiesen haben (*Deutsch, Lavergne* und *Lavergne-Poindessault, Rovatti, Tocantins* [9]). Da also das Prothrombin in normaler Menge vorhanden war, kamen wir zur Annahme einer hämophilieartigen Gerinnungsstörung. Die Diagnose einer sporadischen Hämophilie wagten wir wegen des hohen Manifestationsalters damals nicht zu stellen. Die weitere Untersuchung zeigte, daß Zugabe von Patientenblut zu Normalblut die Gerinnung desselben weitgehend hemmte. Auch dieser Befund sprach gegen das Vorliegen einer Hämophilie. Dies wurde Anlaß zur Vornahme der Untersuchung, über die im Folgenden berichtet werden soll (siehe S. 49 ff.). Das Hämatom bildete sich allmählich zurück, der Kniegelenkserguß verschwand und der Patient erholte sich zusehends. Bei der Entlassung Ende Juli war das Allgemeinbefinden weitgehend gebessert, die Blutgerinnungsveränderungen und die Senkung unverändert, das Prothrombin aber jetzt ohne Anwendung vermehrter Thrombokinase normal. Ende Dezember 1947 kam der Patient neuerlich an der Klinik zur Aufnahme, nachdem anfangs Dezember Schmerzen in der linken Hüfte aufgetreten waren, die sich allmählich immer mehr verschlechterten, so daß er nur schwer gehen und zuletzt nur mehr sitzen konnte. Gleichzeitig war eine Schwellung der linken Hüfte entstanden, die sehr stark spannte. Hautblutungen oder andersartige Blutungen hat er in der Zwischenzeit nicht beobachtet. Bei der Aufnahme fand sich in der linken Glutealgegend eine derbe, prall elastische und schmerzhafte Resistenz von Mannsfaustgröße. Blutungen waren nicht nachweisbar. Der übrige somatische Befund war unverändert. Der Blutbefund ist in Tabelle 1 dem von der ersten Aufnahme gegenübergestellt und zeigte, daß keine wesentliche Änderung eingetreten war. Die Röntgenuntersuchung des Skeletts ergab jetzt im Bereich des linken Hüftgelenkes ausgedehnte parartikuläre Callusbildung. Es traten dann vorübergehend eine Schwellung und Rötung des rechten Ellbogengelenkes auf, weshalb Patient mit Natrium salicylicum behandelt wurde. WaR. und Luotest waren negativ. Unter Kurzwellen und Heißluft bildete sich die Schwellung in der linken Hüfte zurück und die Schmerzen ließen nach. Gegen Ende Jänner traten einzelne leichte Fieberschübe auf. Am 10. Februar klagte Patient neuerlich über heftige Schmerzen in der linken Hüfte sowie über Fieber bis 39,5°. Die Schwellung an der Hüfte zeigte jetzt deutliche Fluktuation. Es wurde eine Punktion vorgenommen, bei der man einen dicken, grauroten Eiter erhielt, in dem sich kulturell penicillinresistentes Bacterium coli commune, penicillinempfindlicher Staphylococcus albus, penicillinempfindlicher Streptococcus pyogenes hämolyticus und penicillinempfindlicher Bacillus oedematiens *Novy* fanden. Wegen der bestehenden Blutungsneigung konnte sich der zugezogene chirurgische Konsiliarius nicht zu einer Inzision entschließen und es wurde eine Penicillinbehandlung mit hohen Dosen eingeleitet. Da das Fieber dennoch stärker anstieg und die Schwellung infolge Nachblutung trotz mehrerer Bluttransfusionen weiter zunahm, wurde der Patient auf die II. chirurgische Universitätsklinik verlegt. Er wurde dort mehrmals erfolglos punktiert. Im Anschluß daran kam es jedoch zu schweren Nachblutungen, die sich in der Fascienloge auch auf den Oberschenkel erstreckten, so daß dieser bis zum Knie mächtig anschwoll und die Haut glänzend war. Da man sich auf der chirurgischen Klinik zu einem operativen Eingriff nicht entschließen konnte, wurde der Patient am 21. Februar an unsere Klinik rückverlegt und weiter mit hohen Dosen Penicillin und Bluttransfusionen behandelt. Er fieberte septisch. Am Oberschenkel tastete man zeitweise sehr deutlich Gas. Der Patient erhielt neben dem Penicillin auch Sulfathiazol und Marfanil. Nachdem der Umfang des Oberschenkels vorübergehend abgenommen hatte, schwoll dieser am 17. März plötzlich wieder heftig an, die Haut wurde glänzend und bereits am nächsten Tage nekrotisch, so daß sich jetzt eine Entlastungsinzision nicht mehr vermeiden ließ. Im Chloräthylrausch wurde die Inzision an der II. chirurgischen Klinik durchgeführt. Es fand sich eine ausgedehnteste Nekrose der Fascia lata mit Nekrose der Muskulatur. Es entleerte sich reichlich Gas, mißfarbiges und übelriechendes, blutig tingiertes Sekret. Die Höhle war von einer dicken pyogenen Membran umgeben, so daß es kaum zu Blutungen kam. Dennoch verfiel der Patient langsam weiter und kam schließlich am 4. April ad exitum.

Die Obduktion ergab folgenden Befund, der auszugsweise mitgeteilt sei (Obduzent Dozent Dr. *G. Hartmann*):

In der linken Glutealgegend fand sich eine mächtige, bis an das Darmbein reichende Abszeßhöhle mit fetzig nekrotischer Wand, reichlich Blutkoagula und übelriechendem Sekret, offenbar auf Basis eines alten Hämatoms entstanden. Der Abszeß hatte das Darmbein perforiert, erstreckte sich in die Loge des m. ilius und von hier auf den Oberschenkel bis hinunter an das Knie. Er umspülte das ganze linke Hüftgelenk. Es wurde in diesem Gebiet nach den im Röntgen beschriebenen parartikulären Callusbildungen gesucht; diese konnten aber nicht gefunden werden. Die Untersuchung der Gelenke ergab im Bereich des linken Hüftgelenkes am Gelenksknorpel der Pfanne zahlreiche fleckförmige Blutunterlaufungen, am linken Kniegelenk die Synovialis leicht rostbraun pigmentiert, keine Knorpelveränderungen. Das rechte Kniegelenk frei. Das rechte Hüftgelenk wies die Zeichen einer angeborenen Hüftgelenksluxation auf. Nirgends war ein für Blutergelenke typischer Befund zu erheben. Bei der histologischen Untersuchung fanden sich in der Membrana synovialis des linken Kniegelenkes siderofere Zellen. In der Muskulatur des Halses und des rechten Oberschenkels fanden sich Suffusionen. Außerdem ergab die Sektion ausgedehnte Bronchiektasien in beiden Lungen mit eitrigem Sekret, bronchopneumonische Herde, Reste einer alten Endocarditis, eine chronische Tonsillitis, ferner eine Proliferation des RES. der Leber, Milz und Lymphknoten.

Wenn wir Verlauf und Befund zusammenfassen, so ergibt sich, daß bei einem 60jährigen Mann, bei dem vor zwei Jahren eine Bluttransfusion zur Hebung der Reaktionslage durchgeführt worden war und der aus einer blutungsgesunden Familie stammte, eine schwere hämorrhagische Diathese mit ungewöhnlicher Gerinnungsstörung aufgetreten war, mit ausgedehnten subkutanen und intramuskulären Hämatomen, die offenbar wie bei einer Hämophilie nach geringfügigen Traumen entstanden waren. Typische Gelenksblutungen fehlten jedoch. Die Blutgerinnungsstörung war durch eine stark verlängerte Gerinnungszeit und Rekalzifikationszeit bei normaler Blutungszeit, normalem Calcium, Fibrinogen, normaler Thrombozytenzahl und Kapillarresistenz ausgezeichnet. Anfangs bestand ein — wie sich später zeigen ließ — scheinbarer Prothrombinmangel, weshalb zunächst eine Hypoprothrombinämie als Folge der schlechten Ernährungslage und der langdauernden Durchfälle angenommen wurde. Die Hypoprothrombinämie erwies sich jedoch als vitamin-K-refraktär, konnte aber bei der Untersuchung in vitro durch einen Überschuß an Thrombokinase beseitigt werden und verschwand später vollkommen. Die weitere Blutuntersuchung ergab Hemmung der Gerinnung eines Normalblutes durch das Patientenblut, woraus auf das Vorliegen eines abnormen Hemmstoffes der Gerinnung geschlossen wurde. Der weitere Krankheitsverlauf war durch das Auftreten eines Hämatoms in der statisch mehr belasteten linken Glutealmuskulatur beherrscht, welches offenbar von der eitrigen Bronchitis aus hämatogen infiziert und so Ausgangspunkt einer Sepsis wurde, der der Patient erlag. Der chirurgische Eingriff, der schließlich doch nötig wurde, wurde wegen der Abkapselung ohne Blutung gut ertragen.

V. Experimentelle Untersuchungen.

A. Methodik.

1. *Die Blutungszeit* wurde immer nach *Duke* bestimmt. Sie beträgt normal 50 bis 120 Sekunden.

2. *Die Gerinnungszeit* wurde nach der Methode von *Schultze* bestimmt. Die Normalwerte sind für den Beginn der Gerinnung 6 bis 10 Minuten, für das Ende 10 bis 20 Minuten.

3. Zur Bestimmung *der Recalcifikationszeit* bedienten wir uns der Methode nach *Dyckerhoff, Goossens* und *Schwandtke*, die, wie folgt, modifiziert wurde, um die Wirkung verschiedener Zusätze auf den Gerinnungsablauf untersuchen zu können.

Erforderliche Reagenzien:

a) 2%iges Ammonoxalat. Zur Blutabnahme werden 10 ccm dieser Lösung mit 100 ccm physiologischer Kochsalzlösung verdünnt.

b) Veronalpuffer nach *Owren* (2) pH 7,4, Ionenstärke $\mu = 0,154$. 570 ccm n/10 Veronalnatrium werden mit 430 ccm n/10 Salzsäure versetzt und dann 5,67 g NaCl hinzugegeben. Diese Pufferstammlösung wird mit gleichen Teilen physiologischer Kochsalzlösung verdünnt.

c) Calciumchloridlösung, die 3,6 mg Calciumionen im Kubikzentimeter enthält.

Ausführung der Bestimmung: In einer reinen Injektionsspritze werden zu 3,5 ccm der verdünnten Ammonoxalatlösung 3 ccm Blut aus der Vene aufgezogen, gut durchgemischt und möglichst bald bei etwa 3000 Touren 10 Minuten zentrifugiert. Dann wird das Plasma von den zelligen Elementen getrennt, nochmals etwa 15 Minuten zentrifugiert und dekantiert. Es ist wichtig, die Zentrifugationszeiten und Geschwindigkeiten immer genau einzuhalten, um entsprechend vergleichbare Werte zu bekommen. Am besten zentrifugiert man Probe und Vergleichsblut gleichzeitig. Von dem Plasma werden dann 1,2 ccm in ein kurzes, schmales Reagenzröhrchen von 10 mm Durchmesser und 100 mm Länge (sogenanntes Takataröhrchen) gebracht und mit 0,8 ccm physiologischer Kochsalzlösung oder Pufferlösung versetzt und in ein Wasserbad von 37⁰ gestellt. Nach Temperaturausgleich wird das Röhrchen mit 0,2 ccm der Calciumchloridlösung versetzt, gleichzeitig eine Stoppuhr in Gang gesetzt, das Plasma gut durchgemischt und durch vorsichtiges Umneigen in regelmäßigen Abständen der Zeitpunkt der Gerinnung bestimmt, der an der Unbeweglichkeit des Meniskus und am Klarwerden der Lösung leicht erkannt wird. Die Normalwerte liegen zwischen 2 und 4 Minuten, schwanken aber bei ein und derselben Blutprobe kaum. Wenn man Zusätze prüfen will, so wird entsprechend weniger von der Pufferlösung zugegeben.

4. *Die Bestimmung der Prothrombinzeit* wurde meist nach der vom Autor angegebenen Modifikation der *Quick*schen Methode (*Quick* [8, 9] und *Quick, Stanley-Brown, Bancroft*) durchgeführt.

Erforderliche Reagenzien:

a) 1,33%iges Natriumoxalat in physiologischer Kochsalzlösung.

b) 1,5%ige Calciumchloridlösung.

c) Thrombokinase aus Gehirn (Darstellung siehe S. 45).

Ausführung der Bestimmung: In einer Injektionsspritze werden 0,2 ccm der Natriumoxalatlösung mit 1,8 ccm Blut versetzt und gut durchgemischt. Dann werden 0,1 ccm in das Grübchen einer Tüpfelplatte gebracht, welche sich in einem konstanten Wasserbad bei 37⁰ befindet, mit 1 bis 2 Tropfen Thrombokinaselösung versetzt und gut durchgemischt. Dann wird nach Temperaturausgleich ein Tropfen der Calciumchloridlösung hinzugegeben und die Stoppuhr betätigt. Man fährt mit einer Platinöse langsam und in regelmäßigen Abständen durch die Probe bis man einen feinen Fibrinfaden herausziehen kann. Bei einem Normalblut dauert dies je nach dem Thrombokinasepräparat 15 bis 19 Sekunden. Um die Konzentration eines pathologischen Blutes errechnen zu können, wird ein Normalblut mit physiologischer Kochsalzlösung verdünnt, so daß Konzentrationen von 50, 25 und 12,5% entstehen. Mit jeder dieser Konzentrationen wird die Bestimmung durchgeführt und die erhaltenen Werte auf doppelt logarithmischem Millimeterpapier eingetragen, so daß die Konzentrationen auf der Abszisse und die Prothrombinzeiten auf der Ordinate aufgetragen werden. Es entsteht hiebei eine Gerade. Aus diesem Diagramm kann man für jeden beliebigen Zeitwert die entsprechende Prothrombinkonzentration ablesen. Die Bestimmungen werden immer als Doppelbestimmungen ausgeführt (*Deutsch*).

Wurde die Einwirkung verschiedener Zusätze auf die Prothrombinzeit geprüft, so bedienten wir uns meist der oben angegebenen Modifikation der Recalcifikationszeitbestimmung nach *Dyckerhoff, Goossens* und *Schwandtke*, nur daß vor Zugabe der Calciumchloridlösung 0,1 ccm Thrombokinaselösung zugesetzt wurde.

5. *Bestimmung des Antithrombins* nach *Astrup* und *Darling* (1).

Erforderliche Reagenzien:

a) 3,8%ige Natriumcitratlösung.

b) Thrombinlösung, die in 1 ccm 40 TE. enthält *.

c) Veronalpuffer nach *Owren* (2) pH 7,4, $\mu = 0,154$ (siehe S. 42).

d) Als Gerinnungssubstrat verwendet man eine hochgereinigte Fibrinogenlösung. Bezüglich der Darstellung sei auf das S. 48 Gesagte verwiesen.

In einer reinen Injektionsspritze wird ein Kubikzentimeter der Natriumcitratlösung mit 4 ccm Blut vermengt, gut durchgemischt und zentrifugiert. Das
Plasma wird von den Erythrozyten getrennt und für 3 Minuten in ein Wasserbad von 56⁰ gebracht, so daß das Fibrinogen koaguliert. Dann wird nochmals
zentrifugiert.

Man bringt nun in fünf kleine Reagenzgläser mit einer inneren Weite von
10 mm und einer Höhe von 100 mm je 1 ccm der Thrombinlösung und fügt in
steigender Menge 0,0, 0,05, 0,10, 0,15 bzw. 0,20 ccm des hitzekoagulierten Plasmas
hinzu. Dann füllt man mit 0,30, 0,25, 0,20, 0,15 bzw. 0,10 ccm der Pufferlösung
auf und inkubiert genau 15 Minuten in einem Wasserbad von genau 37⁰. Dann
werden die Röhrchen sofort in Eis gebracht. Nun folgt die eigentliche Testung,
zu welchem Zwecke in ebensolche kleine Reagenzröhrchen je 1 ccm der Fibrinogenlösung gegeben und das Röhrchen mitsamt der Lösung in einem Wasserbad von genau 37⁰ vorgewärmt wird. Dann fügt man 0,1 ccm der zu testenden
inkubierten Lösung hinzu, indem man die Pipette gut ausbläst, die Lösung
schnell durchmischt und gleichzeitig eine Stoppuhr in Gang setzt. Durch langsames Umneigen der Röhrchen wird der Zeitpunkt der Gerinnung festgestellt.
Alle Bestimmungen werden dreifach ausgeführt. Die Berechnung der Antithrombineinheiten erfolgt nach der Formel:

$$\text{ATE} = \frac{a}{b} \cdot \left(1 - \frac{t_0}{t_m}\right) \text{ wobei}$$

ATE   Antithrombineinheiten
a   die Anzahl der Einheiten Thrombin im Kubikzentimeter der Lösung,
b   die Serummenge der Probe,
t_0 den Mittelwert der drei Bestimmungen ohne Serum,
t_m den Mittelwert von je drei Bestimmungen mit Serumzusatz bedeutet.

Man erhält so vier Werte, von denen wieder der Mittelwert errechnet wird.
Bei Normalbluten lag dieser bei uns zwischen 160 und 200 ATE.

6. *Bestimmung des Prothrombinverbrauches.*

Erforderliche Reagenzien:

a) Prothrombinfreies Plasma (*Bordet*-Plasma), dargestellt aus Oxalatplasma
durch Adsorption mit tertiärem Calciumphosphat und folgender Seitz-Filtration
wie unter Fibrinogendarstellung S. 48 beschrieben.

b) Thrombokinase nach *Quick* (siehe S. 45).

c) Normaloxalatplasma nach *Dyckerhoff, Goossens* und *Schwandtke* (siehe
S. 42).

d) Veronalpuffer nch *Owren* (2) pH 7,4, $\mu = 0,154$ (siehe S. 42).

* Für die Überlassung der erforderlichen Thrombinmengen sind wir *Lovens*
kemiske Fabrik in Kopenhagen sowie *Hoffmann-La Roche* in Basel sehr zu
Dank verpflichtet.

e) Calciumchloridlösung, deren Konzentration von der Oxalatkonzentration des *Bordet*-Plasmas abhängt und in einem Vorversuch bestimmt wird. Zu diesem Zwecke stellt man sich aus einer 10%igen Calciumchloridlösung Lösungen von 80 bis 120 mM her und bestimmt in einem Gerinnungssystem, bestehend aus 0,2 ccm *Bordet*-Plasma + 2 gtt Thrombokinase + 0,2 ccm Normaloxalatplasma + + 0,2 ccm Veronalpuffer + 0,2 ccm der zu bestimmenden Calciumchloridlösung die Gerinnungszeit und wählt jene Calciumchloridkonzentration, bei der die Gerinnungszeit am kürzesten war.

f) Calciumchloridlösung, wie zur Bestimmung der Recalcifikationszeit nach *Dyckerhoff, Goossens* und *Schwandtke* (siehe S. 42).

g) 1,33%iges Natriumoxalat.

In einem weiteren Vorversuch werden 1,2 ccm Normaloxalatplasma bzw. des zu testenden Plasmas mit 0,8 ccm Puffer versetzt. Nach 10 Minuten fügt man 0,1 ccm 1,33%iges Natriumoxalat hinzu und läßt 1$^{1}/_{2}$ Stunden stehen. Dann werden 0,2 ccm dieser Mischung in folgender Weise getestet: 0,2 ccm *Bordet*-Plasma werden mit 0,2 ccm der Probe + 0,2 ccm Puffer + 2 gtt Thrombokinase + 0,2 ccm Calciumchlorid (e) versetzt und die Zeit bis zur Gerinnung gestoppt. So erhält man die Prothrombinzeit bei einer Konzentration von 100%. Dann wird die Probe dieses Vorversuches zu gleichen Teilen mit physiologischer Kochsalzlösung verdünnt und die Bestimmung wieder durchgeführt, ebenso für die Konzentrationen 25% und 12,5%. Man erhält so eine Eichgerade ähnlich der bei der Prothrombinbestimmung.

Im Hauptversuch werden 1,2 ccm des Normaloxalatplasmas oder des zu testenden Oxalatplasmas mit 0,6 ccm Puffer und 0,2 ccm der Calciumchloridlösung (f) versetzt. Sogleich nach der Gerinnung wird das Gerinnsel mit einem Glasstab entfernt und 0,1 ccm der 1,33%igen Natriumoxalatlösung hinzugefügt, damit kein weiterer Prothrombinabbau erfolgen kann und 1$^{1}/_{2}$ Stunden stehen gelassen, damit das gebildete Thrombin vollkommen inaktiviert werden kann. Dann werden zu 0,2 ccm des prothrombinfreien Plasmas wie oben 0,2 ccm des Serums, 0,2 ccm Puffer, 2 gtt Thrombokinase und schließlich 0,2 ccm der Calciumchloridlösung (e) zugefügt und die Gerinnungszeit bestimmt. Es ist dann leicht möglich, die Prothrombinkonzentration aus der jeweiligen Eichgeraden abzulesen. Es sei hier jedoch darauf hingewiesen, daß diese Methode der Bestimmung des Prothrombinverbrauches nicht allgemein anwendbar ist, sondern nur für diesen hier besprochenen Krankheitsfall und die besonderen Umstände bestimmt ist, da es hier nur auf den Vergleich zwischen einem Normaloxalatplasma und einem solchen, dem der Hemmkörper zugesetzt wurde, ankam. In allen anderen Fällen wird man für den Vorversuch Oxalatplasma anwenden, für den Hauptversuch aber spontan geronnenes Blut verwenden.

7. *Darstellung der Thrombokinase nach Quick Stanley-Brown und Bancroft:* Ein möglichst frühzeitig aus der Leiche entnommenes Gehirn wird von den Hirnhäuten befreit und mit physiologischer Kochsalzlösung von Blutresten freigewaschen. Dann schneidet man sich kleine Stückchen der grauen Substanz der Rinde heraus, bringt sie in eine Reibschale und behandelt sie mit Aceton. Das Aceton wird dann abgenutscht und der Niederschlag wieder mit Aceton digeriert, bis ein feines Pulver entsteht. Hiebei ist 4- bis 6maliges Behandeln erforderlich. Dann wird abgesaugt und das Pulver in einem Rundkolben im Vakuum schnell getrocknet. Das Pulver wird in Portionen zu 0,3 g abgewogen, in Ampullen gefüllt, diese evakuiert und verschmolzen. So ist das Thrombokinasepulver nahezu unbegrenzt bei Zimmertemperatur haltbar. Vor Gebrauch wird der Inhalt einer Ampulle in 4 ccm physiologischer Kochsalzlösung suspendiert und unter ständi-

gem Rühren zunächst 10 Minuten bei Zimmertemperatur, dann 20 Minuten bei 45⁰ extrahiert. Man läßt dann im Eiskasten sedimentieren oder zentrifugiert langsam. Die überstehende Lösung muß trüb sein, darf aber keine groben Partikelchen enthalten. Diese Lösung ist bei Lagerung am Eis 2 bis 3 Tage gebrauchsfähig. Damit man mit einer derartigen Thrombokinaselösung bei der Prothrombinbestimmung verläßliche Werte erhält, muß sie eine Reihe von Bedingungen erfüllen. Ein Blut mit einer Prothrombinkonzentration von 100% soll innerhalb von 14 bis 19 Sekunden gerinnen. Der Neigungswinkel der im doppelt logarithmischen System für die Prothrombinverdünnungsreihe erhaltenen Geraden (Richtungskonstante a) soll möglichst klein sein. Wenn er allerdings zu klein wird, so wirkt sich dies insoferne ungünstig aus, als die Unterschiede der Prothrombinzeiten zwischen 100 und 50% so gering sind, daß der Meßfehler beim Abstoppen der Zeit unverhältnismäßig groß wird. Die Prothrombinzeit bei 100% und der Neigungswinkel sind ein Maß für die Aktivität des Thrombokinasepräparates. Abgesehen davon muß die Konzentration der Thrombokinaselösung so gewählt werden, daß Verminderung der Konzentration auf 50% noch keine Verlängerung der normalen Prothrombinzeit verursacht, daß Verdoppelung der Konzentration aber bereits eine geringe Hemmung der Gerinnung auslöst. Nur wenn diese Bedingungen erfüllt sind, wird man Fehler bei der Prothrombinbestimmung vermeiden können. Es sei hier aber auch betont, daß man unter bestimmten Umständen auch Thrombokinasepräparate benötigt, die von diesen Bedingungen abweichen.

8. *Darstellung der Thrombozytenaufschwemmung:* Blut wird in eisgekühlten paraffinierten Zentrifugenröhrchen aufgefangen, welche im Verhältnis 2 : 7 14%iges Magnesiumsulfat enthalten. Es wird von 200 ccm Blut ausgegangen. Das Blut wird sogleich langsam zentrifugiert, um ein zellfreies thrombozytenreiches Plasma zu erhalten. Dann wird 30 Minuten bei 4000 Touren zentrifugiert. Der Niederschlag wird in eisgekühlter, physiologischer Kochsalzlösung aufgeschwemmt und mehrmals mit physiologischer NaCl durch Zentrifugieren gewaschen und schließlich zur Verwendung wieder in physiologischer Kochsalzlösung aufgeschwemmt.

9. *Darstellung der Thrombozytenthrombokinaselösung.* Ein Teil der obigen Thrombozytenaufschwemmung wird zentrifugiert und dann in destilliertem Wasser aufgeschwemmt. Diese Lösung wird dann achtmal mit Kohlensäureschnee durchgefroren und wieder auftauen gelassen, um so die Thrombozyten zu zerstören. Dann wird eine halbe Stunde scharf zentrifugiert, um die restlichen Thrombozyten und größeren Thrombozytenbruchstücke zu entfernen und noch durch eine Glassinternutsche Schott G 4 filtriert.

10. *Darstellung des Faktors V nach Owren* (2). Man fängt Rinderblut in einem paraffinierten Glasgefäß, welches pro 100 ccm Blut 15 ccm 5%ige Kaliumoxalatlösung enthält, unter ständigem, vorsichtigem Rühren auf. Das Blut wird dann zunächst bei 1000 Touren zentrifugiert, um die Blutkörperchen, und dann nochmals bei 3000 Touren, um die Thrombozyten und die restlichen Blutzellen zu entfernen. Man läßt das Plasma 24 Stunden am Eis stehen und zentrifugiert nochmals von dem aufgetretenen Niederschlag ab. Dann wird das Plasma viermal ohne zu neutralisieren durch Seitz EK Filter filtriert, wobei jedesmal das Filter gewechselt wird und die ersten 10 ccm des Filtrates verworfen werden. Das Filtrat ist immer mit Eis zu kühlen. Nach Vollendung der Filtration neutralisiert man und versetzt 100 ccm des neutralisierten Plasmas mit 100 ccm eisgekühltem destilliertem Wasser und der gleichen Menge eisgekühlter, neutralisierter, gesättigter Ammonsulfatlösung, läßt mehrere Stunden am Eis stehen und zentrifugiert. Der Niederschlag wird verworfen. Die überstehende Flüssig-

keit wird nochmals mit 100 ccm gesättigter, neutraler, eisgekühlter Ammonsulfatlösung versetzt, wieder mehrere Stunden am Eis stehen gelassen und zentrifugiert. Das Sediment wird in 25 ccm physiologischer Kochsalzlösung aufgenommen und in einer eiweißundurchlässigen Collodiumhülse 36 Stunden gegen
destilliertes Wasser von pH 7,0 dialysiert. Das Dialysat wird dann zentrifugiert
und der Niederschlag verworfen. Man stellt die überstehende Lösung mit 1%iger
Essigsäure auf pH 5,3 ein und läßt mehrere Stunden im Eisschrank stehen,
damit sich ein Niederschlag bilden kann. Dieser wird durch Zentrifugieren gesammelt und in destilliertem Wasser, dessen pH mit Natriumbicarbonat auf
7,0 eingestellt ist, gelöst. Man stellt dann die Lösung mit 1%iger Essigsäure
auf pH 6,0 ein und läßt 3 Stunden am Eis stehen. Diese Lösung soll möglichst
eiweißarm sein, da sonst viel vom Faktor V mitgerissen wird. Dann zentrifugiert
man wieder und verwirft den Niederschlag. Die überstehende Lösung wird mit
1%iger Essigsäure auf pH 5,3 eingestellt, wieder 3 Stunden am Eis stehen gelassen und zentrifugiert. Der Niederschlag wird gesammelt und im Vakuum über
Calciumchlorid getrocknet. Während Lösungen des Faktors V auch am Eis nur
sehr beschränkt haltbar sind, kann das Trockenpräparat auch bei Zimmertemperatur lange Zeit ohne Aktivitätsverlust aufbewahrt werden. Es sei hier
ausdrücklich auf die Wichtigkeit hingewiesen, streng neutralisierte Ammonsulfat-
lösungen zu verwenden, da sonst einerseits Faktor V bei der ersten Fällung
mitgerissen werden kann und daher die Ausbeute stark vermindert wird, anderseits bei der zweiten Fällung Albumin mitgefällt wird und daher das Präparat
mit Antithrombin verunreinigt wird. Zur Verwendung löst man das Trocken-
pulver in physiologischer Kochsalzlösung.

11. *Darstellung eines gereinigten faktor-V-freien Prothrombins nach Owren* (2): Zunächst wird ein Magnesiumhydroxydgel dargestellt, indem man 60 g
$MgSO_4 + 7 H_2O$ in 250 ccm destilliertem Wasser löst und mit 62,5 ccm konzen-
triertem Ammoniak versetzt, den man langsam unter Rühren zutropfen läßt.
Dann wird zentrifugiert und das Sediment so lange mit Wasser gewaschen, bis
im Waschwasser kein Ammoniak mit Nesslers Reagens nachgewiesen werden
kann. Dann wird das Sediment in 15 ccm physiologischer Kochsalzlösung suspendiert. 2 ccm der Suspension werden abpipettiert, in einem Schälchen von be-
kanntem Gewicht getrocknet, erhitzt und das entstandene Magnesiumoxyd ge-
wogen. Dann wird die Suspension mit physiologischer Kochsalzlösung so lange
verdünnt, bis sie 5 g Magnesiumhydroxyd in 100 ccm enthält.

Blut wird in paraffinierten, gekühlten Zentrifugierröhrchen aufgefangen,
welche für 50 ccm 5 ccm einer 5%igen Kaliumoxalatlösung enthalten. Dann
werden zuerst die Zellen durch langsames Zentrifugieren, dann die Thrombozyten durch schnelles Zentrifugieren entfernt und das erhaltene Plasma 24 Stunden am Eis stehen gelassen, dann nochmals zentrifugiert. Das Sediment, das
Thrombokinase enthält, wird verworfen. Das Plasma wird dann in kleinen
Mengen für 5 Minuten auf 56° erhitzt, damit das Fibrinogen ausfällt, und
nochmals zentrifugiert. 100 ccm des hitzekoagulierten, fibrinogenfreien und
thrombokinasearmen Plasmas werden mit 1,5 Liter eisgekühlten destillierten
Wassers verdünnt und durch Zugabe von 1%iger Essigsäure auf ein pH von
5,3 eingestellt. Hiezu sind etwa 35 ccm erforderlich. Zur Ausfällung wird die
Lösung für mehrere Stunden in den Eiskasten gestellt. Dann wird die relativ
klare überstehende Flüssigkeit abgesaugt und der Niederschlag durch Zentrifugieren gesammelt. Das Sediment wird mehrmals mit eiskaltem, destilliertem
Wasser gewaschen und dann im Eiskasten mit einer Lösung extrahiert, die in
100 ccm 100 mg Natriumbicarbonat und 100 mg Kaliumoxalat enthält. Dann
wird in der Kälte vom Rückstand abfiltriert. Diese Manipulationen müssen alle

in der Kälte geschehen, damit das Präparat nicht durch Thrombokinase verunreinigt wird. Diese Lösung kann bereits für Versuchszwecke verwendet werden. Sie kann aber auf folgende Weise noch weiter von Spuren des Faktors V und begleitendem Eiweiß gereinigt werden: Die Lösung wird mit 10 ccm der frisch bereiteten Suspension von Magnesiumhydroxyd versetzt, 15 Minuten geschüttelt und zentrifugiert. Das Sediment wird zweimal mit destilliertem Wasser gewaschen und dann in 25 ccm destilliertem Wasser suspendiert. Dann wird das Prothrombin aus dem Niederschlag durch Einwirken von Kohlensäure bei 30 Atmosphären Druck befreit, hierauf wird vom ungelösten Magnesiumcarbonat durch Zentrifugieren getrennt und 12 Stunden unter Eiskühlung gegen destilliertes Wasser von pH 7,0 dialysiert. Hiebei bildet sich ein Sediment, das durch Zentrifugieren entfernt wird. Die überstehende Lösung wird durch Zugabe von festem Kochsalz auf die Konzentration einer physiologischen Kochsalzlösung gebracht und mit Essigsäure auf pH 7,3 eingestellt. Diese Lösung ist weitgehend gereinigt und hoch wirksam. Wenn man ein Trockenpräparat herstellen will, bringt man die wässerige Lösung mit 1%iger Essigsäure auf ein pH von 6,0 und verwirft den Niederschlag. Nach dem Zentrifugieren wird die überstehende Lösung mit Essigsäure auf pH 5,3 gebracht, 3 Stunden am Eis stehen gelassen und zentrifugiert. Der Niederschlag wird schnell mit eiskaltem Aceton und Äther getrocknet und ist etwa 8 Wochen bei 2⁰ haltbar.

12. *Darstellung des Fibrinogens nach Mellanby, modifiziert nach Owren* (2): Man bereitet zunächst eine Suspension von tertiärem Calciumphosphat, indem man 100 ccm einer 10%igen Lösung aus wasserfreiem Calciumchlorid mit 100 ccm einer 10%igen Lösung von tertiärem Natriumphosphat unter Rühren fällt und zentrifugiert. Man wäscht den Niederschlag zweimal mit destilliertem Wasser und zweimal mit physiologischer Kochsalzlösung und suspendiert schließlich in 75 ccm physiologischer Kochsalzlösung. Das Blut wird in paraffinierten eisgekühlten Zentrifugenröhrchen aufgefangen, welche für 100 ccm 20 ccm 2,5%iges eisgekühltes Kaliumoxalat enthalten. Hiebei ist gut umzurühren und darauf zu achten, daß das Blut im Strom in die Flüssigkeit fließt, möglichst ohne an der Wand des Glasgefäßes herabzurinnen, damit jede Profibrinbildung vermieden wird. Das Blut wird sofort zentrifugiert, von den zelligen Elementen getrennt und nochmals zentrifugiert, um es möglichst thrombozytenfrei zu erhalten. Dann läßt man das Plasma 24 Stunden am Eis stehen, damit die Thrombokinase ausfällt und zentrifugiert nochmals. 100 ccm des Plasmas werden mit n/2 HCl neutralisiert, dann werden 20 ccm der frisch bereiteten Tricalciumphosphataufschwemmung hinzugegeben, 15 bis 20 Minuten unter gelegentlichem Umrühren stehen gelassen und zentrifugiert. Der Niederschlag wird verworfen, die überstehende Flüssigkeit nochmals mit n/2 HCl neutralisiert, wieder mit 20 ccm der Suspension versetzt und 30 Minuten mit Rühren stehen gelassen. Dann wird wieder zentrifugiert, anschließend ohne Neutralisation zweimal durch Seitzfilter filtriert, wobei jedesmal eine neue Filterscheibe (EK) genommen wird. Dann wird wieder mit HCl neutralisiert. Zu 100 ccm des prothrombinfreien Plasmas, welches von uns auch an Stelle von *Bordet*-Plasma verwendet wurde, werden 110 ccm eisgekühlten destillierten Wassers und 70 ccm eisgekühlter, gesättigter und genau neutralisierter Ammonsulfatlösung zugegeben. Das Ammonsulfat wird langsam durch einen Trichter zufließen gelassen, dessen Spitze unter die Oberfläche der Flüssigkeit eintaucht. Hiebei wird dauernd gerührt. Man läßt am Eis stehen und zentrifugiert. Der Niederschlag wird in 40 ccm physiologischer Kochsalzlösung von 1⁰ gelöst und vom Unlöslichen filtriert. Dann wird mit eisgekühltem, destilliertem Wasser auf 120 ccm aufgefüllt, dann nochmals unter den gleichen Vorsichtsmaßregeln mit 40 ccm gesättigter,

neutraler Ammonsulfatlösung gefällt, am Eis stehen gelassen und zentrifugiert. Der Niederschlag wird in 25 ccm physiologischer Kochsalzlösung gelöst und in Collodiumhülsen unter Eiskühlung gegen physiologische Kochsalzlösung, die durch Zugabe von 10% Veronalpuffer auf pH 7,4 gebracht wird, so lange dialysiert, bis kein Sulfat mehr nachweisbar ist, was 12 Stunden dauert. Man bestimmt in der Lösung den Fibrinogengehalt auf die übliche Weise kjeldahlometrisch und stellt auf eine Konzentration von 0,1% ein. Die Lösung ist in gefrorenem Zustand längere Zeit haltbar.

B. Ergebnisse.

1. Nachweis eines im Blute kreisenden Hemmkörpers als Ursache der Gerinnungsstörung.

Wie schon bei der Beschreibung des Krankheitsfalles erwähnt wurde, hat sich bei dem Patienten eine Gerinnungsstörung gefunden, die durch normale Blutungszeit, normale Thrombozytenzahl, normales Fibrinogen und Calcium bei sehr stark verlängerter Gerinnungszeit und verlängerter Prothrombinzeit charakterisiert war. Die Verlängerung der Prothrombinzeit führte zunächst zur Annahme einer Hypoprothrombinämie, als deren Ursache jedoch eine Leberschädigung durch den normalen Ausfall der Kolloidstabilitäts- und Leberfunktionsproben ausgeschlossen werden konnte. Als weitere Ursache kamen die langdauernde schlechte Ernährung und die anhaltenden Durchfälle in Frage. In diesem Falle müßte es sich also um einen teils exogenen, teils endogenen Vitamin-K-Mangel gehandelt haben, dessen Beseitigung durch parenterale Zufuhr von Vitamin K hätte leicht möglich sein müssen. Die Vitamin-K-Therapie blieb jedoch ergebnislos. Dieser Mißerfolg der Therapie sowie eigentümliche unregelmäßige Schwankungen des Prothrombinspiegels legten den Verdacht nahe, ob nicht eine andere Störung im Gerinnungsablauf den Prothrombinmangel vortäuschen könnte. Wir veränderten nun bei einem Normalplasma und dem Patientenplasma die zugesetzte Menge der Thrombokinase und konnten so eine Thrombokinasekonzentration finden, bei der die Prothrombinzeit des Patientenblutes normal war. Der grundlegende Versuch ist in Tab. 2 und Abb. 4 wiedergegeben. Es ist dies ein Befund, der bei einem wirklichen Prothrombinmangel, aber auch bei einer Verminderung des Faktors V niemals vorkommen kann. Unter diesen Umständen, wie auch bei Normalblut, führt nämlich ein Überschuß des von uns verwendeten Thrombokinasepräparates zu einer Verzögerung der Gerinnung. Nachdem also bei unserem Patienten bei verlängerter Gerinnungszeit Prothrombin, Calcium, Fibrinogen, Thrombozytenzahl und Blutungszeit normal waren, mußte man die Gerinnungsstörung als hämophilieartig bezeichnen. Da bekanntlich die Gerinnungszeit normalisiert wird, wenn Hämophilieblut mit nur kleinen Mengen von Normalblut versetzt wird, wurde das Plasma des Patienten in verschiedenen Mengenverhältnissen mit Normal-

Tabelle 2. *Beeinflussung der Recalcifikationszeit durch verschiedene Mengen von Thrombokinase.* Methode nach *Dyckerhoff, Goossens, Schwandtke.*

Plasma-menge ccm	Thrombokinase Menge	Puffer ccm	CaCl$_2$ ccm	Gerinnungszeit	
				NPlasma	Pat. Pl.
1,2	4 Tropfen	0,6	0,2	—	18″
1.2	2 Tropfen	0,7	0,2	18″	32″
1,2	1 Tropfen	0,7	0,2	23″	38″
1,2	2 gtts Verd. 1 : 10	0,7	0.2	70″	99″
1,2	2 gtts Verd. 1 : 100	0,7	0.2	120″	4′24″
1,2	2 gtts Verd. 1 : 1000	0,7	0,2	150″	34′
1,2	2 gtts Verd. 1 : 10000	0,7	0,2	170″	—
1,2	ohne Thrombokinase	0,8	0,2	180″	58′

plasma versetzt und die Recalcifikationszeit dieser Mischungen bestimmt. Hiebei erhielten wir das überraschende Ergebnis, daß einerseits Zugabe von 10% Normalplasma zu Patientenplasma noch keinen merklichen gerinnungszeitverkürzenden Effekt hatte, daß anderseits jedoch schon Beigabe von nur 1% Patientenplasma zu Normalplasma die Gerinnungszeit weit über die Fehlergrenze der Methode hinaus verlängerte. In Abbildung 5 ist zum Vergleich die Recalcifikationszeit verschiedener Verdünnungen eines Normalplasmas mit physiologischer Kochsalzlösung, mit dem Plasma eines Patien-

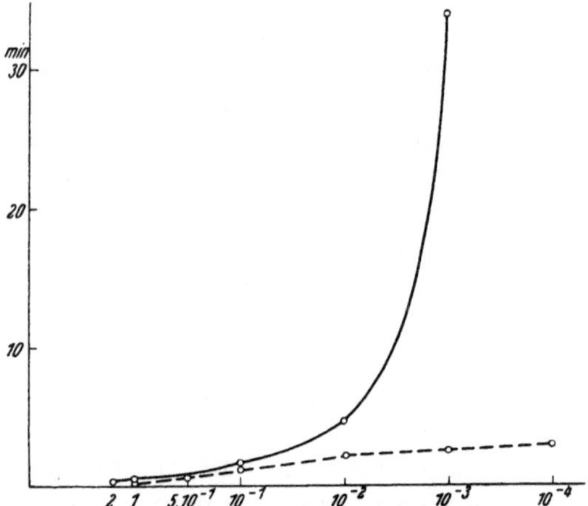

Abb. 4. Recalcifikationszeit eines Normalplasmas (⋯⋯⋯⋯) und des Patientenplasmas (————) als Funktion der Konzentration der Gewebsthrombokinase.
Abscisse: Logarithmus der Konzentration der Gewebsthrombokinase, die Normalkonzentration als 1 angenommen.
Ordinate: Recalcifikationszeit in Minuten (dekadisch).

ten mit typischer familiärer Hämophilie und mit dem Plasma unseres Patienten dargestellt. Man sieht, daß die Gerinnung des Normalplasmas bei Verdünnung mit physiologischer NaCl bis zu Konzentrationen von 50% kaum beeinflußt wird, um dann zuerst langsam und später schnell anzusteigen. Verdünnt man mit hämophilem Plasma, so bleibt die Gerinnungszeit zunächst bis zu einer Konzentration von etwa 20% vollkommen unverändert, wird manchmal sogar anfangs nicht unbeträchtlich verkürzt, steigt dann bis 7,3% langsam, schließlich sehr steil zur reinen Recalcifikationszeit des hämophilen Plasmas an. Verwendet man jedoch Patientenplasma zur Verdünnung, so verursacht schon Beigabe von 1% Patientenplasma eine Verlängerung der Recalcifikationszeit von 2 Minuten 28 Sekunden auf 5 Minuten 40 Sekunden, was eindeutig außerhalb der Fehlergrenze der Methode gelegen ist. (Siehe auch Tab. 3.) Ein derartiger Ausfall ist nur dann möglich, wenn sich in dem untersuchten Plasma eine Substanz findet, die die Gerinnung zu hemmen imstande ist. Bei Mangel eines Gerinnungsfaktors könnte die Kurve nicht steiler verlaufen als bei Verdünnung mit physiologischer Kochsalzlösung. Von diesem Standpunkt aus betrachtet wird auch der Ausfall des ersten Versuches leichter verständlich. Eine Normalisierung einer verlän-

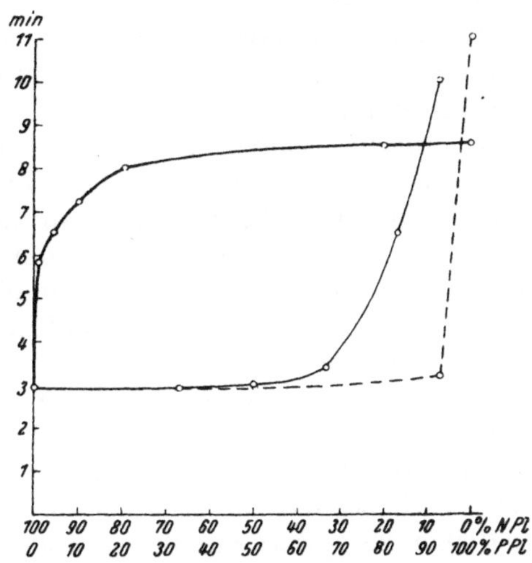

Abb. 5. Plasmatauschversuch.
Recalcifikationszeit eines Normalplasmas verdünnt
1. mit physiologischer Kochsalzlösung (———),
2. mit hämophilem Plasma (·········),
3. mit hemmendem Patientenplasma (———).
Abscisse: Mischungsverhältnis des Normalplasmas mit den angeführten Zusätzen.
Ordinate: Recalcifikationszeit in Minuten.

Tabelle 3. *Beeinflussung der Recalcifikationszeit von Normalplasma durch physiologische Kochsalzlösung, Plasma eines typischen familiären Hämophilen (HPl.) und durch Patientenplasma (PPl.).*

Normalplasma %	Plasmaverdünnung durch physiol. NaCl, HPl., PPl. %	Gerinnungszeit nach Zusatz von		
		NaCl	HPl.	PPl.
		in Minuten		
100	0	2'55"	2'55"	2'55"
99	1	2'55"	2'55"	5'40"
95	5	—	—	6'30"
90	10	—	—	7'13,5"
83	17	2'55"	2'55"	—
80	20	—	—	8'
67	33	2'55"	2'55"	—
50	50	3'	2'55"	—
33	67	3'20"	2'59"	—
20	80	—	—	8'30"
17	83	6'30"	3'04"	—
10	90	—	—	8'30"
7,3	92,7	10'	3'12"	—
0	100	—	11'	8'35"

gerten Prothrombinzeit durch Zusatz einer exzessiven Menge von Thrombokinase ist bisher nur nach Beigabe von Heparin zum Blut beobachtet worden, also ebenfalls bei Vorliegen eines Hemmkörpers.

Physiologisch kommen im Blut drei verschiedene Gerinnungshemmkörper vor. Erstens: das eigentliche Serumantithrombin, auch „Antithrombine progressive" genannt, da es seine Wirkung nicht sofort entfaltet, sondern hiezu einer Inkubationszeit von 15 bis 30 Minuten bedarf. Dieses „Antithrombine progressive" macht nach *Volkert* (3) 80% der gesamten antithrombischen Wirksamkeit des Blutes aus. Es ist thermolabil, an die Albuminfraktion gebunden, in seiner Konzentration sehr gleichmäßig, wird durch Tuscheinjektionen oder durch Immunisierung in seiner Menge nicht verändert und dürfte wahrscheinlich nicht ein bestimmter Eiweißkörper der Albumingruppe sein, sondern nur eine Funktion der allgemein fermenthemmenden Kraft der Serumalbumine. Es ist auch für die Metathrombinbildung nach abgeschlossener Gerinnung verantwortlich. Zweitens: das sofort wirkende Antithrombin (*Volkert* [4]). Die restlichen 20% werden von dem sogenannten „Antithrombine immédiate" gebildet, welches seine Wirkung sofort entfaltet, in seiner Konzentration wechselt, nach Tuscheinjektionen verschwindet, nach Immunisierung (*Volkert* [3]), im Peptonschock (*Volkert* [2, 3]) oder nach Gallengangsverschluß (3) ansteigt. Es besteht aus Heparin und einem der Albuminfraktion angehörenden Co-Faktor, dem Co-Inhibitor nach *Astrup* und *Darling* (2). Dieser Co-Inhibitor wird durch Calciumphosphat nicht aus dem Plasma entfernt, gehört der schwerlöslichen Albuminfraktion an und ist ebenfalls thermolabil. Während das Heparin selbst thermostabil ist, ist der Heparin-Co-Inhibitor-Komplex thermolabil. Nach den neuesten Untersuchungen von *Tocan tins* (1—8) gibt es drittens noch einen weiteren Hemmkörper, der gegen die Thrombokinase gerichtet ist, das Anticephalin, welches auch thermolabil, durch Äther extrahierbar und nach dem Austritt aus dem Gefäßsystem sehr wenig widerstandsfähig ist, da es an benetzbare Oberflächen leicht adsorbiert wird (siehe S. 27).

Nach den soeben geschilderten Ergebnissen tauchen nun drei Fragenkomplexe auf:

1. Die Frage, ob der im Blute unseres Patienten vorliegende Hemmkörper mit einem der drei physiologisch vorkommenden Hemmkörper, dem Antithrombin, dem Heparin oder dem Anticephalin identisch ist.

Wenn dies nicht der Fall sein sollte:

2. Die Frage nach der chemischen Natur des Hemmstoffes und

3. Die Frage nach seinem Angriffspunkt im Gerinnungssystem.

2. Untersuchungen über die Identität des Hemmkörpers mit dem physiologischen Antithrombin.

Zu diesem Zweck wurde der Antithrombingehalt des Patientenblutes nach der Methode von *Astrup* und *Darling* (1) bestimmt. Hiebei ergab sich ein Wert von 204,2 ATE., während der Wert für Normalblut in Übereinstimmung mit *Astrup* (1) und *Volkert* (3) von uns zwischen 160 und 200 ATE. gefunden wurde. Dieser Befund ließ bereits eine Vermehrung des Antithrombins ausschließen. Um jedoch jeden Irrtum zu vermeiden, fraktionierten wir das Patientenplasma und bestimmten die Antithrombinwirkung der einzelnen Plasmafraktionen (bezüglich ihrer Darstellung und Bezeichnung sei auf die Ausführungen Seite 58 ff verwiesen). Die Ergebnisse sind in Tab. 4 zusammengestellt und lassen erkennen, daß die — wie später gezeigt werden wird — hohe Wirksamkeit besitzende Globulinfraktion I eine sehr geringe Antithrombinwirkung berechnet auf Milligramm Stickstoff entfaltete, während die beiden Albuminfraktionen I und II eine sehr hohe Antithrombinwirkung besaßen. Die Bindung

Tabelle 4. *Antithrombinwirkung der einzelnen Eiweißfraktionen.*

Eiweißfraktion	ATE/ccm	mg⁰/₀ N	ATE pro mg N
G I	4	455	1
G III	22	94,5	22
A I	14	20,3	70
A II	6	10	60

G I   Globulinfraktion, bei 33%iger Sättigung mit Ammonsulfat ausgefallen.
G III Globulinfraktion, bei 50%iger Sättigung mit Ammonsulfat ausgefallen.
A I und A II gleichwertige Albuminfraktionen von verschiedenen Arbeitsgängen.

der hemmenden Wirkung an eine Globulinfraktion ließ schon von vorne herein eine Identität des Hemmkörpers mit dem normalen Serumantithrombin unwahrscheinlich erscheinen; eine derartige Identität ist durch diese Befunde eindeutig widerlegt.

3. Untersuchungen über die Identität des Hemmkörpers mit Heparin.

Ehe wir auf die Untersuchungsergebnisse eingehen, seien einige chemische Vorbemerkungen gestattet. Das Heparin ist ein Polysaccharidpolyschwefelsäure-Ester, bestehend aus Glucuronsäuren, Glucosamin und Schwefelsäuren. Es ist hitzestabil, bildet mit Barium unlösliche Salze, welche zur Reinigung herangezogen werden können. Eiweißspaltende Fermente, wie Trypsin, greifen Heparin nicht an, vielmehr werden sie verwendet, um Heparin von begleitenden

Eiweißkörpern zu trennen. Über die Wirkungsweise bestehen noch keineswegs übereinstimmende Ansichten. Nach *Howell* und *Holt* aktiviert Heparin eine im normalen Plasma vorhandene Vorstufe des Antithrombins, das Proantithrombin, zum wirksamen Antithrombin und hemmt außerdem die Bildung des Thrombins aus dem Prothrombin. Nach *Mellanby* hingegen soll es bei Gegenwart von Neutralsalzen selbst als Antithrombin wirken. Nach *Quick* (10) ist unter normalen Umständen die Affinität des Fibrinogens zum Thrombin größer als die des Thrombins zum Antithrombin (Albumin). Durch Heparinzugabe wird das Verhältnis der Affinität zugunsten des Antithrombins umgekehrt. *Astrup* und *Darling* (2) sowie *Volkert* (3) konnten zeigen, daß zur Antithrombinwirkung die Gegenwart eines Co-Inhibitors aus der Albuminfraktion erforderlich ist. Außerdem wirkt das Heparin entweder direkt *(Howell* und *Holt)* oder mit Hilfe eines zweiten Co-Faktors aus der Albuminfraktion *(Brinkhous, Smith, Warner* und *Seegers)* als Antiprothrombin. Da die Wirkung des Heparins durch einen Überschuß an Thrombokinase aufgehoben werden kann, haben *Dyckerhoff* und *Grünwald* eine Antithrombokinasewirkung angenommen. Wie *Astrup* und *Darling* (2) zeigen konnten, ist der Heparin-Co-Inhibitor-Komplex thermolabil, während das Heparin allein thermostabil ist. Heparin wirkt außerdem auch auf das hämolytische Komplement und auf andere Enzyme neutralisierend. Dank seiner stark sauren Eigenschaften wird es durch stark alkalische Substanzen wie Toluidinblau, Protamin, Salmin, Histon, Clupeinsulfat *(Chargaff* [1, 2]) gebunden und seine Wirkung aufgehoben.

Um das Vorliegen einer Heparinwirkung nachweisen oder ausschließen zu können, wurde zunächst nach den Angaben von *Allen* und Mitarbeitern der Einfluß von Toluidinblau in Konzentrationen von 0,0005 bis 0,16 mg auf die Recalcifikationszeit von Normalplasma, heparinisiertem Normalplasma und Patientenplasma geprüft. In keiner Versuchsanordnung war mit den uns zur Verfügung stehenden Toluidinblaupräparaten eine Wirkung zu beobachten. Es wurden daher die Versuche unter Anwendung von Clupeinsulfat * wiederholt. Die Ergebnisse sind in Tab. 5 zusammengefaßt. 1,2 ccm Oxalatplasma wurden mit Clupeinsulfat in Konzentrationen von 0,005 bis 0,5 mg versetzt, dann so viel Puffer zugesetzt, daß die Gesamtflüssigkeitsmenge 2 ccm betrug und schließlich die Mischung im Wasserbad von 37 Grad mit 0,2 ccm der Calciumchloridlösung recalcifiziert. Es zeigte sich, daß die Gerinnung des heparinisierten Normalplasmas nahezu völlig normalisiert wurde; die Gerinnung

---

* Für Überlassung des Präparates sei Herrn Prof. *Brücke* bestens gedankt.

eines hämophilen Plasmas konnte von 50 Minuten 30 Sekunden auf 31 Minuten 15 Sekunden, also um 38% verkürzt werden, die Gerinnung des Patientenblutes von 27 Minuten auf 21 Minuten 15 Sekunden, also um 21%, während hingegen bei nicht heparinisiertem Normalblut keine wesentliche Beeinflussung der Gerinnung gefunden

Tabelle 5. *Einfluß von Clupeinsulfat auf die Recalcifikationszeit von heparinisiertem Normalplasma, hämophilem Plasma und Patientenplasma.*

Plasmamenge ccm	Clupeinsulfat mg	Puffer ccm	CaCl$_2$ ccm	Recalcifikationszeit des		
				hep. NPl.	HPl.	PPl.
1,2	—	0,8	0,2	>60'	50'30''	27'
1,2	0,005	0,3	0,2	—	31'15''	26'15''
1,2	0,02	0,6	0,2	—	44'	26 15''
1,2	0,05	0,3	0,2	5'30''	49'15''	32'30''
1,2	0,1	0,7	0,2	6'30''	44'20''	21'15''
1,2	0,5	0,3	0,2	40'	>84'	>60'
1,2 NPl ohne Heparin		0,8	0,2	4'45''		
Maximale Verkürzung				normalisiert	38%	21%

Hep. NPl. = heparinisiertes Normalplasma.
HPl. = hämophiles Plasma. PPl. = Patientenplasma.

werden konnte. Diese Verkürzung tritt bei einer optimalen Konzentration des Clupeinsulfates auf. Bei höheren Konzentrationen wird die Gerinnung wieder langsamer und kann bei sehr hohen Konzentrationen überhaupt ausbleiben. Statt dessen tritt dann Flockung ein. Dieses Verhalten des Blutes eines typischen familiären Hämophilen erscheint zunächst unerwartet. Überlegt man sich jedoch, daß in jedem Plasma eine geringe Menge Heparin vorhanden ist, die sich jedoch auf den Gerinnungsablauf beim Normalen nicht auswirkt, daß aber bei Hämophilen die zur Gerinnung zur Verfügung stehende Thrombokinasemenge sehr gering ist, so ist es schon denkbar, daß bei diesen die geringe physiologische Heparinmenge schon einen merklichen hemmenden Einfluß auf die Gerinnung auszuüben vermag. Unter diesen Umständen würde bereits die Beseitigung der physiologischen Heparinmenge sich in einer Verkürzung der Gerinnungszeit auswirken. Jedenfalls zeigen die Versuche eindeutig, daß die gerinnungsverkürzende Wirkung des Clupeinsulfates bei unserem Patienten nicht deutlicher ist als bei einem typischen Hämophilen, so daß wohl die Gerinnungstörung nicht auf eine Vermehrung des Heparins zurückzuführen sein dürfte. Außerdem ist in Betracht zu ziehen, daß bei dem Patienten infolge seiner gehemmten Gerinnung ähnliche Verhältnisse wie bei einem Hämophilen bestehen, daß aber außerdem auch Globuline mit Protaminen und

Histonen infolge ihrer sauren Valenzen Komplexverbindungen einzugehen imstande sind und ausgefällt werden. Wie später gezeigt wird, findet sich der Hemmkörper in der Globulinfraktion, so daß auch eine eventuelle Ausfällung des Hemmkörpers durch die Protamine in Betracht gezogen werden kann. Untersuchungen mit Protaminsulfat (Tab. 6) * sowie mit Histon aus Thymus brachten gleiche Ergebnisse (Tab. 7).

Tabelle 6. *Einfluß von Protaminsulfat auf die Recalcifikationszeit des Patientenplasmas.*

Plasmamenge ccm	Protaminsulfat mg	Puffer ccm	CaCl$_2$ ccm	Recalcifikationszeit Min.
1,2	—	0,8	0,2	43'30''
1,2	0,005	0,3	0,2	43'
1,2	0,02	0,6	0,2	44'45''
1,2	0,05	0,3	0,2	41'40''
1,2	0,07	0,1	0,2	31'
1,2	0,1	0,7	0,2	42'30''
1,2	0,3	0,5	0,2	38'15''
1,2	0,5	0,3	0,2	47'40''
Maximale Verkürzung um				28%

Tabelle 7. *Einfluß von Histon aus Thymus auf die Recalcifikationszeit von heparinisiertem Normalplasma (hep. NPl.), hämophilem Plasma (HPl.) und Patientenplasma (PPl.).*

Plasmamenge ccm	Histon 0,1% ccm	Puffer ccm	CaCl$_2$ ccm	Recalcifikationszeit von		
				hep. NPl.	HPl.	PPl.
2,0	—	0,2	0,2	>30'	30	25'30''
2,0	0,05	0,15	0,2	17'	—	19'
2,0	0,10	0,10	0,2	—	15'	16'
2,0	0.2	—	0,2	3'50''	19'5''	22'
2,0 NPl ohne Heparin		0,20	0,2	3'30''	—	—
Maximale Verkürzung				normalisiert	50%	35%

Die intravenöse Applikation von 5 ccm Protaminsulfat in 1%iger Lösung an den Patienten ergab keine Verkürzung der Recalcifikationszeit. Diese betrug vor der Injektion 18 Minuten 10 Sekunden, eine Stunde nach der Injektion 19 Minuten, war also unverändert. Auch dies spricht gegen das Vorhandensein einer Vermehrung des Heparins, da bei Heparinüberdosierung im allgemeinen sich die Gerinnung nach dieser Menge Protaminsulfat intravenös normalisiert oder zumindest deutlich verkürzt. Erst nach einwöchiger täglicher Ver

---

* Für die Überlassung des Präparates sind wir der Fa. Sanabo, Wien, zu Dank verpflichtet.

ıbreichung von Protaminsulfat konnte eine geringe Verkürzung der Gerinnungszeit nach *Schultze* beobachtet werden.

In einer weiteren Versuchsreihe wurde die Wirkung von mit Tusche vorbehandelten Erythrozyten auf die Hemmkörperwirkung untersucht. Nach den Untersuchungen von *Volkert* (3) verursacht nicht nur die intravenöse Injektion von Tusche ein Verschwinden des „Antithrombine immédiate", sondern auch die Zugabe von mit Tusche vorbehandelten Erythrozyten zu Blut in vitro normalisiert z. B. die Gerinnung von Schockblut. Zu diesem Zwecke wurde Normalcitratblut zentrifugiert, die Erythrozyten dreimal mit physiologischer Kochsalzlösung gewaschen und schließlich in 5 ccm physiologischer Kochsalzlösung suspendiert. Dann wurden zwei Tropfen Tusche Günther-Wagner zugesetzt und 12 Stunden stehen gelassen. Anschließend wurden die Erythrozyten wieder abzentrifugiert und so lange mit physiologischer Kochsalzlösung gewaschen, bis die Waschflüssigkeit keine Tusche mehr enthielt. Dann wurden die Erythrozyten wieder in 5 ccm physiologischer Kochsalzlösung aufgeschwemmt und von dieser Aufschwemmung je 0,5 ccm zu 1 ccm Normalplasma und zu 1 ccm Normalplasma mit Zusatz des gereinigten Hemmköpers zugegeben, 15 Minuten bei 37 Grad inkubiert und dann recalcifiziert. Die Hemmkörperwirkung wurde hiebei nicht beeinflußt, was ebenfalls gegen die Heparinnatur desselben spricht.

In einer dritten Versuchsreihe wurde die gereinigte Hemmkörperfraktion mit einem isotonischen Veronalnatrium-Natriumacetat-Puffer vom pH 8,0 versetzt und nach Zugabe von wenig Trypsin-Merck bebrütet. Wie schon eingangs erwähnt, wird Heparin durch Trypsin nicht beeinflußt. Nach 5 und 24 Stunden wurde das Trypsin inaktiviert und die Gerinnungswirkung der bebrüteten Hemmkörperfraktion geprüft. Die Recalcifikationszeit des Testplasmas betrug 2 Minuten 15 Sekunden, sie wurde nach Zugabe von 0,1 ccm Globulin I auf 17 Minuten erhöht. Nach 5stündiger Verdauung wurde die Recalcifikationszeit nur mehr auf 6 Minuten erhöht, nach 24 Stunden nicht mehr beeinflußt. Dies spricht ebenfalls gegen die Identität des Hemmkörpers mit Heparin und für die Vermutung, daß es sich um einen Eiweißkörper handle.

In einem letzten Versuch wurde ein Normalplasma mit so viel Heparin* versetzt, daß Zugabe von 0,1 ccm Plasma zu einem Normalplasma eine deutlich gerinnungshemmende Wirkung zeigte. Dann wurde das Plasma mit Ammonsulfat fraktioniert und die Fraktion durch Dialyse von Ammonsulfat befreit wie auf S. 58 ff. für das Patienten-

---

* Für die Überlassung von Liquemin sei der Fa. Hoffmann-La Roche, Basel, an dieser Stelle bestens gedankt.

plasma beschrieben. Während nach dieser Aufarbeitung die Hemmkörperwirkung in der Globulinfraktion des Patientenplasmas erhalten blieb, war eine Heparinwirkung des heparinisierten Normalplasmas weder in der Albumin- noch in der Globulinfraktion nachweisbar.

4. Untersuchungen über die Identität des Hemmkörpers mit Anticephalin.

Eine Identität mit dem Anticephalin nach *Tocantins* war leicht
auszuschließen, da die chemischen Eigenschaften des von uns beschriebenen Hemmkörpers völlig andere waren. Wie im folgenden
Kapitel gezeigt werden wird, war unser Hemmkörper widerstandsfähig gegen Erhitzen auf 65 Grad durch 15 Minuten, war nicht
lipoidextrahierbar und auch die große Widerstandsfähigkeit unseres
Hemmkörpers gegen Lagerung und bei Dialyse sprachen gegen die
Identität mit dem Anticephalin, welches hitzelabil, lipoidextrahierbar
und durch Dialyse zerstörbar ist.

*Auf Grund dieser Befunde konnte eine Identität mit den bisher
bekannten Gerinnungshemmkörpern ausgeschlossen werden.*

5. Das chemische Verhalten des Hemmkörpers.

a) Fällungsmethoden.

Zunächst wurde ein Plasma mit Cadmiumhydroxyd enteiweißt,
um festzustellen, ob die Hemmwirkung an einen Eiweißkörper gebunden ist oder einer Substanz zukommt, die kein Eiweiß ist und
auch nicht an Eiweiß adsorbiert ist. Das enteiweißte Plasma zeigte
keine Hemmkörperwirkung.

Um festzustellen, in welcher Eiweißfraktion die Hemmkörperwirkung zu finden war, wurde Blut des Patienten mit Citrat-
zusatz abgenommen, zentrifugiert und das Plasma 5 Minuten bei
54 Grad stehen gelassen, damit das Fibrinogen ausflockt, welches
dann abzentrifugiert wurde. Das klare Serum zeigte dieselbe hemmende Aktivität wie das unbehandelte Plasma. Das Serum wurde
dann mit der doppelten Menge destillierten Wassers verdünnt und
die gleiche Menge genau neutralisierten gesättigten Ammonsulfats
zugesetzt, so daß eine Ammonsulfatsättigung von 50% entstand.
Die Mischung wurde 3 Stunden bei 37 Grad stehen gelassen, dann
abzentrifugiert. Die dekantierte Flüssigkeit, welche die Albumine enthielt, wurde in eine Collodiumhülse gebracht und gegen fließendes
Leitungswasser dialysiert, bis kein Sulfat mehr nachgewiesen werden
konnte. Die Lösung hatte einen Stickstoffgehalt von 47,7 mg%, war
also beträchtlich verdünnt. Sie wurde an einem Normalplasma auf

ihre Hemmwirkung getestet und als wirkungslos befunden (Albumin A) (Tab. 8). Der Niederschlag wurde dreimal mit 50%igem Ammonsulfat gewaschen und in der der Serummenge entsprechenden Menge physiologischer Kochsalzlösung aufgenommen, in der er sich vollkommen klar löste. Dann wurde diese Globulinlösung ebenfalls in eine Collodiumhülse gebracht und gegen physiologische Kochsalzlösung so lange dialysiert, bis kein Sulfat mehr nachweisbar war, was 48 Stunden dauerte. Man erhielt so 10 ccm einer, nach Zentrifugieren klaren Globulinlösung (Globulin A) von einem Stickstoffgehalt von 308 mg%. Diese hatte eine ebenso starke Hemmkörperwirkung wie das Ausgangsserum.

Zum Zwecke weiterer Fraktionierung wurden 0,5 ccm des Globulins A zehnfach mit destilliertem Wasser verdünnt und durch Durchleiten von Kohlensäure angesäuert. Es entstand ein Niederschlag bestehend aus Euglobulin, welcher durch Zentrifugieren gesammelt und in der Ausgangsmenge physiologischer Kochsalzlösung aufgenommen wurde. Diese Euglobulinlösung I erwies sich als unwirksam. Die überstehende, stark verdünnte Pseudoglobulinlösung wurde im Vakuum bei 12 mm Hg und Zimmertemperatur zur Trocknen eingedampft und der Rückstand in 0,5 ccm destilliertem Wasser aufgenommen. Diese Pseudoglobulinlösung I a erwies sich als hoch wirksam. Weiters wurde 1 ccm der Globulinlösung A so lange gegen destilliertes Wasser dialysiert, bis kein Kochsalz mehr nachweisbar war. Es hatte sich ein Niederschlag von Euglobulin II gebildet, welcher in physiologischer Kochsalzlösung aufgenommen wurde und sich ebenfalls als unwirksam erwies. Die überstehende klare Flüssigkeit betrug 4 ccm und war stark eiweißhältig und sehr wirksam (Pseudoglobulin II). Sie wurde mit Essigsäure auf pH 4 gebracht, ohne daß ein weiterer Niederschlag aufgetreten wäre. Nach neuerlicher Neutralisation wurde die Lösung zur weiteren Reinigung mit der gleichen Menge gesättigtem neutralen Ammonsulfat versetzt, 3 Stunden stehen gelassen, abzentrifugiert und der Niederschlag nach dreimaligem Waschen mit 50%igem Ammonsulfat in 1 ccm physiologischer Kochsalzlösung aufgenommen und bis zur Sulfatfreiheit gegen physiologische Kochsalzlösung dialysiert. Die nach der Ammonsulfatfällung übrig gebliebene klare Flüssigkeit enthielt nur mehr wenig Eiweiß, wurde gegen fließendes Leitungswasser dialysiert und war unwirksam (Albumin B). Die dialysierte Pseudoglobulinlösung II a war deutlich wirksam. Aus diesem Versuch ergibt sich eindeutig, daß die Hemmkörperwirkung in der Pseudoglobulinfraktion zu finden war, daß der Hemmkörper eiweißundurchlässige Membranen nicht passieren konnte und verhältnismäßig widerstandsfähig war, da er mehrmalige tagelange Dialysen bei Zimmer-

temperatur aushielt. Die Ergebnisse dieser Fraktionierung sind in
Tab. 8 zusammengefaßt.

Tabelle 8 *zu Fraktionierungsversuch I.*

Normal-plasma in ccm	zu testende Fraktion in ccm*	Puffer ccm	CaCl₂ ccm	Recalcifikationszeit in Min.**	
1,2	0,1 Plasma	0,7	0,2	10'	(2'41")
1,2	0,1 Serum	0,7	0,2	10'	(2'41")
1,2	0,1 Globulin A	0,7	0,2	9'29"	(1'50")
1,2	0,1 Albumin A	0,7	0,2	2'37"	(2'28")
1,2	0,2 Albumin A	0,6	0,2	2'02"	(2'28")
1,2	0,1 Euglobulin I	0,7	0,2	2'48"	(3'23")
1,2	1,0 Pseudoglobulin I	0,0	0,2	10'45"	(3'23")
1,2	0,1 Pseudoglobulin I a	0,7	0,2	12'	(3'23")
1,2	0,1 Euglobulin II	0,7	0,2	3'15"	(3'08")
1,2	0,4 Pseudoglobulin II	0,4	0,2	7'	(3'08")
1,2	0.8 Albumin B	0,0	0,2	2'11"	(3'20")
1,2	0,2 Pseudoglobulin II a	0,6	0,2	5'10"	(3'20")
1,2	0,1 Globulin I	0,7	0,2	11'14"	(2'45")
1,2	0,1 Globulin II	0,7	0,2	5'26"	(2'45")
1,2	0,2 Globulin III	0,6	0,2	3'05"	(2'45")
1.2	0,2 Albumin I	0,6	0,2	2'30"	(2'45")

* Die jeweils zugesetzte Menge der hemmenden Fraktion entspricht 0,1 ccm
Plasma.

** Die in den Klammern beigefügten Zahlen geben die Recalcifikationszeit
des jeweils verwendeten Testplasmas ohne Hemmkörperzusatz an. Dies war erforderlich, da die Untersuchungen an verschiedenen Tagen gemacht werden
mußten und daher verschiedene Testplasmen Verwendung fanden.

In einem weiteren Fraktionierungsversuch wurden die Globuline
dadurch in drei Gruppen unterteilt, daß mit verschiedenen Ammon-
sulfatkonzentrationen gefällt wurde. Das Serum wurde zunächst
dreifach verdünnt und mit konzentrierter, neutraler Ammonsulfatlösung versetzt, so daß eine Sättigung von 34% entstand. Nach drei-
stündigem Stehen bei 37 Grad wurde der Niederschlag abzentrifugiert, dreimal mit 34%iger Ammonsulfatlösung gewaschen, der ge-
waschene Niederschlag in physiologischer Kochsalzlösung gelöst
und gegen physiologische Kochsalzlösung dialysiert, bis kein Sulfat
mehr nachgewiesen werden konnte. Die so erhaltene, als Globulin I
bezeichnete Lösung hatte einen Stickstoffgehalt von 252 mg% und
war hoch wirksam. (Siehe Tab. 8). Die über dem Niederschlag be-
findliche Restlösung wurde mit so viel gesättigtem Ammonsulfat
versetzt, daß eine Sättigung von 40% entstand und der Niederschlag,
wie vorhin beschrieben, weiter behandelt. Die sulfatfrei dialysierte

Lösung wurde als Globulin II bezeichnet, hatte einen Stickstoffgehalt von 52,3 mg% und war mäßig stark wirksam. Die hier übriggebliebene Lösung wurde mit Ammonsulfat auf 50%ige Sättigung gebracht und der entstandene Niederschlag wie oben verarbeitet. Nach der Dialyse hatte die als Globulin III bezeichnete Lösung einen Stickstoffgehalt von 34 mg% und nahezu keine Hemmkörperwirkung. Die übrigbleibende Albuminlösung wurde ebenfalls dialysiert und war wirkungslos. (Albumin I). Aus diesem Versuch geht hervor, daß die Hemmkörperwirkung offenbar an die gröbermolekularen Globuline gebunden war, während die kleinermolekularen Globuline eine Hemmwirkung vermissen ließen. Diese Verteilung der Hemmkörperwirkung spricht mit größter Wahrscheinlichkeit gegen die Annahme, daß der Hemmkörper mit dem Serumantithrombin oder mit dem Heparin-Co-Inhibitor (oder Heparinkomplement) identisch wäre (Siehe S. 53 f.)

b) Elektrophoretische Untersuchung der Hemmkörperfraktion.

Gemeinsam mit Dr. G. Werner, Pharmakologisches Institut der Universität Wien.

Weder die Fraktionierung der Globuline durch Fällung mit Ammonsulfat verschiedener Konzentration, noch die Unterteilung in Eu- und Pseudoglobuline ergibt wirklich einheitliche Fraktionen. Alle diese Fraktionen lassen sich elektrophoretisch weiter unterteilen. Über die Zusammenhänge der nach den einzelnen Fällungsmethoden gewonnenen Fraktionen und ihre Beziehung zu den durch Elektrophorese erhaltenen reinen Fraktionen unterrichtet die folgende Tab. 9, die der monographischen Darstellung von *Wuhrmann* und *Wunderly* entnommen ist. Es geht daraus hervor, daß

Tabelle 9. *Vergleich der nach verschiedenen Fällungsmethoden gewonnenen Eiweißfraktionen (Tabelle 12 aus Wuhrmann und Wunderly: Die Bluteiweißkörper des Menschen, Seite 66).*

Konzentration des Ammonsulfats		Natur des gefällten Eiweißes	Gefälltes Eiweiß in % des Gesamteiweißes	Gefälltes Eiweiß	
Mol/Liter	%			wasserlöslich Pseudoglobulin %	nicht wasserlöslich Euglobulin %
1,39	34	hauptsächlich γ-Globulin	20	71	29
1,64	40	α-, β-, γ-Globulin	15	67	33
2,05	50	α-, β- Globulin, Mucoglobulin	14	94	6
2,57	62	hauptsächlich kristallisiertes Albumin	32	98	2
2,80	68	kristallisiertes Albumin Hämocuprein, Cholinesterase, Glykoprotein, Phosphatase	14	99	1

jede der durch Fällung gewonnenen Globulinfraktionen sowohl Eiweißkörper enthält, die sich wie Pseudoglobuline, wie solche, die sich wie Euglobuline verhalten. Auch bezüglich der elektrophoretischen Analyse sind die einzelnen Fraktionen sehr uneinheitlich zusammengesetzt, nur die bei 33%iger Sättigung mit Ammonsulfat erhaltene Fraktion ist verhältnismäßig rein und besteht fast ausschließlich aus γ-Globulin. Das γ-Globulin findet sich in der 2. Fraktion, die bei 40%iger Ammonsulfatsättigung entsteht, bereits in geringerer Konzentration und fehlt in der 3. Fraktion vollkommen. Das Verhalten der Hemmkörperwirkung zeigt weitgehende Analogien zu dieser Verteilung, da auch hier die grobmolekulare Fraktion G I die größte Wirkung ausübt, die 3. Fraktion die geringste. Es lag daher die Annahme nahe, daß der Hemmkörper ein γ-Globulin sein könnte oder zumindest mit diesem mitgefällt werde. Es wurde daher sowohl an Plasma wie an den einzelnen Globulinfraktionen bei verschiedenem pH Wanderungsversuche am Elektrophoreseapparat nach *Theorell* durchgeführt, welche alle dasselbe Ergebnis lieferten. Wir konnten immer wieder die Hemmkörperwirkung an die langsam wandernde Fraktion gebunden sehen. Auch dies spricht für Mitwandern des Hemmkörpers mit den γ-Globulinen. In Tab. 10 ist ein derartiger charakteristischer Versuch ausgehend von Plasma, in Tab. 11 ausgehend von der Globulinfraktion dargestellt.

Tabelle 10. *Elektrophorese des Patientenserums bei pH 4,8, Temperatur 0⁰,*
23 mA, 6¹/₂ Stunden, Apparat nach Theorell.

Trog Nr.	Farbe	Sulfosali-cylsäure	Fällung mit				Aktivität*
			Ammonsulfat				
			33°/₀	40°/₀	50°/₀	70°/₀	
M—	gelb	+	++	+	+	+	++ (9'45'')
5—	gelb	+	+	±	+	+	+ (6')
4—	gelb	+	—	±	+	+	— (3'06'')
3—	gelb	+	—	—	±	+	— (3'03'')
2—	farblos	±	—	—	—	±	— (3')
1—	farblos	—	—	—	—	—	— (2'58'')
M+	farblos	+	++	+	±	±	++ (8'15'')
5+	farblos	+	±	+	±	—	± (3'55'')
4+	farblos	±	—	±	±	—	— (3'30'')
3+	farblos	±	—	—	±	—	— (3'21'')
2+	farblos	—	—	—	—	—	— (3'01'')
1+	farblos	—	—	—	—	—	— (2'56'')

* Die Aktivität ist angegeben als Recalcifikationszeit eines Normalplasmas, dem 0,2 ccm der zu prüfenden Fraktion zugesetzt war. Die Recalcifikationszeit des Normalplasmas allein betrug 3'30''.

Tabelle 11. *Elektrophorese der Globulinfraktion bei einem pH von 7,4, 30 mA, 0°, 8¹/₂ Stunden, Apparat nach Theorell.*

Trog Nr.	Sulfosalicylsäure	Fällung mit Ammonsulfat				RN mg%	Aktivität*
		33%	40%	50%	70%		
M —	++	+++	+	±	—	133	+++ (15'20")
5—	++	++	+++	+	—	406	++ (6'22")
4—	+	+	+	+	—	116	+ (5'42")
3—	+	+	±	±	—	66,5	± (3'59")
2—	±	±	±	±	—	59,5	± (3')
1—	±	—	±	±	—	29,6	— (2'35")
M+	++	++	±	±	—	140	++ (10'49")
5+	±	±	—	—	—		— (1'55")
4+	—	—	—	—	—	—	— (2'10")
3+	—	—	—	—	—	—	— (2'10")
2+	—	—	—	—	—	—	— (2'15")
1+	—	—	—	—	—	—	— (2'12")

* Die Aktivität ist angegeben als Recalcifikationszeit eines Normalplasmas, dem 0,2 ccm der zu prüfenden Fraktion zugesetzt war. Die Recalcifikationszeit des Normalplasmas allein betrug 3'20".

Die gesamten dargestellten Untersuchungen lassen es sehr wahrscheinlich erscheinen, daß der Hemmkörper ein Eiweißkörper ist, der der grobmolekularen γ-Globulinfraktion angehören dürfte. Es war daher von Interesse zu prüfen, ob irgendwelche allgemeine Veränderungen des Eiweißspektrums bei unserem Patienten vorlagen. Die Untersuchung des Gesamtstickstoffs ergab, daß dieser mit 1293,60 mg% für die Ernährungslage der damaligen Zeit als hoch zu bezeichnen war. Die Fraktionierung ergab, daß die Globuline mit 883,40 mg% stark erhöht, die Albumine mit 378,56 mg% niedrig waren, so daß ein Albumin-Globulin-Quotient von 0,43 berechnet werden konnte. Auch der relativ hohe Fibrinogenwert von 105 mg% spricht für eine Verschiebung der Eiweißkörper nach der grobdispersen Seite. Im gleichen Sinne spricht die starke Erhöhung der Blutsenkung. Ein halbes Jahr später war die Vermehrung der Globuline nicht mehr so ausgeprägt, aber immerhin noch

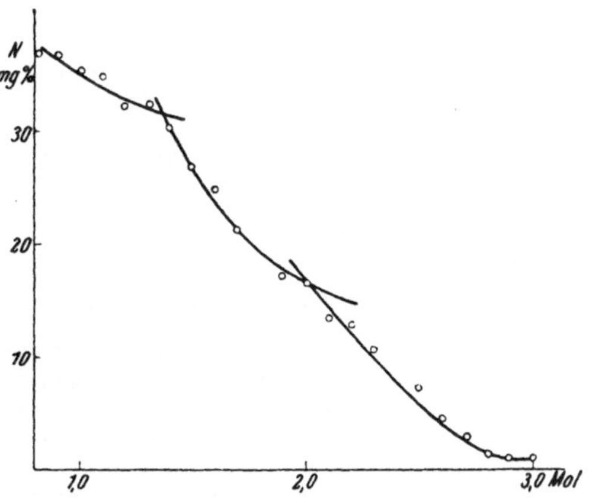

Abb. 6.
Eiweißfällungskurve nach *Leuthardt* und *Wuhrmann*.
Abscisse: Konzentration des Phosphatpuffers in Mol.
Ordinate: mg% N in der Lösung, dem bei dieser Konzentration noch nicht gefällten Eiweiß ensprechend.

deutlich, der Gesamtstickstoff betrug nun 988,4 mg%, die Albumine 460,6 mg%, die Globuline 492,8 mg%, der Albumin-Globulin-Quotient 0,93. Zur Kontrolle wurde nun auch eine Eiweißfällungskurve bei verschiedenen Konzentrationen von Phosphatpuffern nach *Wuhrmann* und *Leuthardt* (Abb. 6) gemacht, welche ebenfalls eine Vermehrung der Globuline ergab *. Aus dieser Kurve errechnet sich ein Albumin-Globulin-Quotient von 1,0, so daß sich eine gute Übereinstimmung mit dem 2. oben genannten und gleichzeitig gewonnenen Wert. ergibt. Die elektrophoretische Untersuchung des Serums nach *Tiselius,* welche wir dem großen Entgegenkommen Herrn Dr. Ing. *E. Wiedemanns,* Basel, verdanken, ergab ebenfalls in guter Übereinstimmung mit den eigenenBefunden eine erhebliche Abnahme der Albumine, eine Erhöhung des α_1-Globulins, Verminderung des α_2 und α_3-Globulins. Das β-Globulin war mäßig, das γ-Globulin stärker vermehrt. (Abb. 7).

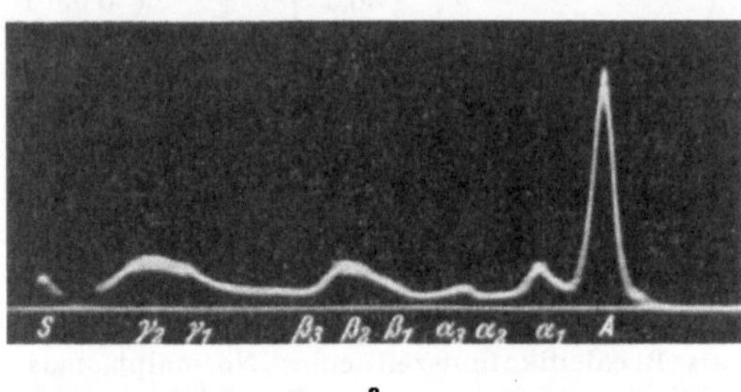

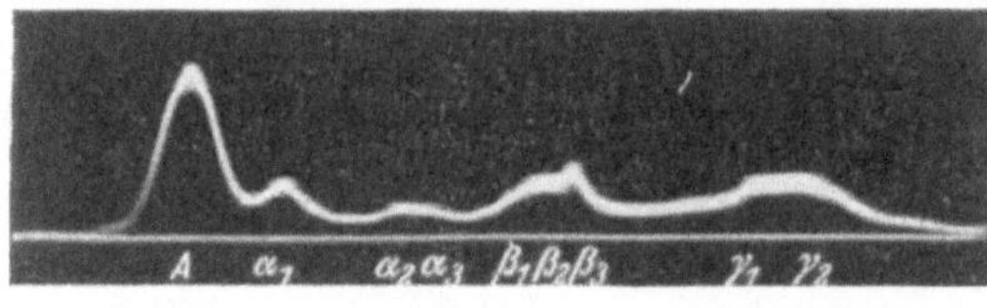

Abb. 7. Elektrophoresediagramm des Patientenserums Puffer von Michaelis, p_H 8,9, μ 0,1, Temperatur 2⁰, Versuchsdauer 7070 Sek. Aufnahme-Verfahren Pilpot-Svensson, ausgeführt von Dr. Ing. Wiedemann.
a) rising boundaries.   b) descending boundaries.

Diese Untersuchung bestätigt die Annahme einer Vermehrung der Globuline überhaupt und der γ-Globuline im besonderen. Die genauen Zahlenwerte sind aus Tab. 12 zu entnehmen.

Tabelle 12. *Elektrophorese des Patientenserums am Apparat nach Tiselius durch Dr. Ing. Wiedemann.* Puffer nach Michaelis, pH 8,9, $\mu = 0,1$, Temperatur 2⁰, Versuchsdauer 7070 Sekunden, Aufnahmeverfahren: Philpot-Svensson.

Bezeichnung der Komponente	Relative Menge im Patientenserum in Prozent	Normalwerte in Prozent
A	33,9	60,3
α_1	7,6	4,6
α_2	8,2	7,2
β_{1-2}	16,7	12,1
Rest-Fibrinogen?	7,2	5,1
γ_1	10.5 }	11.0
γ_2	15.9 }	

* Wir sind für die Durchführung der Bestimmung und Überlassung der Kurve Herrn Doz. Dr. *Auerswald* vom physiologischen Institut der Universität Wien sehr zu Dank verpflichtet.

c) Die Wirkung von Lipoidextraktion auf den Hemmkörper.

Chargaff (4) war es gelungen, aus Hirn, Rückenmark und Blutzellen sowie aus der Milz eines Patienten mit *Niemann-Pick*scher Krankheit einen in der Lipoidfraktion befindlichen Hemmkörper der Blutgerinnung aufzufinden, welcher in der Sphingomyelinfraktion

Tabelle 13. *Einfluß der Lipoidextraktion auf die Aktivität des Hemmkörpers.*

NPl. ccm	Zu testende Fraktion ccm	Puffer ccm	CaCl$_2$ ccm	Recalcifikations-zeit Min.
1,2	—	0,8	0,2	4'20"
1,2	0.2 wässerige Phase nach Acetonextraktion	0,6	0,2	21'40"
1,2	0.2 Acetonextrakt	0,6	0,2	3'20"
1,2	0,2 wässerige Phase nach Benzolextraktion	0.6	0.2	20'
1,2	0.2 Benzolextrakt	0,6	0,2	4'45"
1,2	0,2 wässerige Phase nach Petrolätherextrakt.	0,6	0,2	22'30"
1,2	0.2 Petrolätherextrakt	0,6	0,2	5'30"
1,2	0.2 wässerige Phase nach Ätherextraktion	0,6	0,2	8'03"
1,2	0,2 Ätherextrakt	0,6	0,2	4'15"
1,2	0,2 wässer. Phase n. Äther : Alkohol (1:1) Extr.	0,6	0,2	16'46"
1,2	0,2 Äther : Alkohol (1:1) -Extrakt	0,6	0,2	4'30"
1.2	0,2 wässerige Phase nach Chloroformextraktion	0.6	0.2	10'11"
1,2	0,2 Chloroformextrakt	0,6	0,2	4'15"
1,2	0,2 wässerige Phase nach Methylalkoholextrakt.	0,6	0,2	3'40"
1,2	0.2 Methylalkoholextrakt	0,6	0,2	3'30"
1,2	0,2 wässer. Phase nach Methylalk. : Chloroform (1:3) Extraktion	0,6	0.2	3'25"
1,2	0.2 Methylalkohol : Chloroform (1:3) -Extrakt	0,6	0,2	3'20"
1,2	0,2 wässer. Phase nach Methylalk.: Chloroform Extraktion + + 0.2 Methylalkohol : Chloroformextrakt	0.4	0,2	6'
1,2	0,2 wässerige Phase nach Äthylalkoholextrakt.	0,6	0,2	3'51"
1,2	0,2 Äthylalkoholextrakt	0,6	0,2	2'30"

(*Chargaff* [3]) enthalten war. Es war *Chargaff* (5) weiterhin geglückt, synthetisch durch Veresterung von Cerebron und Kerasin mit Schwefelsäure derartige Lipoidhemmkörper herzustellen, die wahrscheinlich Antithrombokinaseaktivität besitzen. Auch das Anticephalin nach *Tocantins* ist lipoidlöslich. Es war daher notwendig, das Verhalten des Hemmkörpers gegenüber Lipoidlösungsmitteln zu prüfen. Zu diesem Zwecke wurde aus dem Plasma des Patienten nach der vorhin beschriebenen Methode durch 40%ige Sättigung mit Ammonsulfat und folgender Dialyse jene Globulinfraktion dargestellt, welche den Hemmkörper enthielt. Gleiche Mengen dieser Globulinlösung wurden im Vakuum bei 37 Grad und 12 mm Hg zur Trocknen eingedampft und die erhaltenen Niederschläge mit Aceton, Äther : Alkohol 1 : 1, Methylalkohol : Chloroform 3 : 1, Benzol, Petroläther, Chloroform, Methylalkohol und Äthylalkohol 48 Stunden lang bei Zimmertemperatur extrahiert. Dann wurde das Lösungsmittel vom verbliebenen Niederschlag getrennt, der Niederschlag wieder im Vakuum getrocknet und in physiologischer Kochsalzlösung aufgenommen, so daß dasselbe Volumen wie in der Ausgangslösung entstand. Das abgetrennte Lösungsmittel wurde ebenfalls im Vakuum vertrieben und der hier entstandene Rückstand in der ursprünglichen Menge physiologischer Kochsalzlösung aufgeschwemmt. Die einzelnen Fraktionen wurden dann an einem Normalplasma auf ihre Hemmkörperwirkung getestet (Tab. 13). Nach der Behandlung mit Methylalkohol, Methylalkohol : Chloroform 3 : 1 sowie nach Äthylalkohol war die Hemmkörperwirkung vollständig zerstört, auch nachträgliche Vereinigung der beiden Fraktionen ließ sie nicht wieder entstehen. Nach der Behandlung mit Aceton, Äther : Alkohol, Petroläther, Benzol, Chloroform war die Hemmkörperwirkung zum Teil abgeschwächt in der wässerigen Phase nachweisbar. Die Lipoidphase zeigte in keinem Fall eine Hemmwirkung. Feuchte Extraktion ohne vorheriges Abdampfen brachte gleiche Ergebnisse. Diese Befunde sprechen gegen das Vorliegen eines Lipoideiweißkomplexes und gegen eine allfällige Identität oder Ähnlichkeit mit den von *Chargaff* gefundenen Lipoidhemmkörpern der Blutgerinnung oder dem Anticephalin nach *Tocantins*.

d) Widerstandsfähigkeit des Hemmkörpers gegen Lagerung und Hitzeeinwirkung.

Wie schon auf S. 59 erwähnt, besitzt der Hemmkrörper eine beträchtliche Widerstandsfähigkeit. Dialyse durch 48 Stunden bei Zimmertemperatur und einem pH zwischen 6,0 und 7,0 verursachte keine merkliche Abnahme der Aktivität. Auch Lagerung im Eiskasten bei + 4 Grad verursachte innerhalb von zirka 6 Wochen keine Abnahme der Aktivität, gleichgültig, ob das Serum oder die isolierte Hemmkörperfraktion gelagert wurde. Erhitzen der Globulinfraktion auf 60 Grad durch 30 Minuten verminderte die Hemmwirkung von 11 Minuten 30 Sekunden auf 7 Minuten. Erhitzen auf 68 Grad durch 5 Minuten verminderte sie bereits auf 3 Minuten 55 Sekunden und Einwirkung von 15 Minuten Dauer vernichtete sie vollkommen. Verbringen der Globulinfraktion in ein kochendes Wasserbad durch

5 Minuten vernichtete ebenfalls die Hemmwirkung vollkommen. Es war auch nicht möglich, aus dem Niederschlag durch Extraktion mit physiologischer Kochsalzlösung oder schwacher Sodalösung eine Hemmwirkung zu extrahieren (siehe Tab. 14). Citratplasma erwies sich als etwas resistenter. Durch Erhitzen auf 65 Grad während 30 Minuten wurde die Hemmwirkung auf die Hälfte reduziert, verschwand aber nicht vollkommen. Es folgert daraus, daß der Hemmkörper gegen Lagerung sehr widerstandsfähig ist, daß er aber Temperaturen von 68 Grad nicht mehr aushält. Er ist im nativen Plasma etwas widerstandsfähiger gegen Erhitzen als in der Globulinfraktion.

Tabelle 14. *Einfluß der Temperatur auf die Aktivität des Hemmkörpers.*

NPl. ccm	Fraktion ccm	Temp. Grad	Dauer Min.	Puffer ccm	CaCl$_2$ ccm	Recalcifikationszeit Min.
1,2	—	—	—	0.8	0,2	2'57''
1,2	0,1 Globulin I	—	—	0,7	0,2	11'30''
1,2	0,1 Globulin I	60	30	0,7	0,2	7'
1,2	0,1 Globulin I	68	5	0,7	0,2	3'55''
1,2	0,1 Globulin I	68	10	0,7	0.2	3'15''
1,2	0,1 Globulin I	68	15	0,7	0,2	2'50''
1,2	0,1 Globulin I	100	5	0,7	0,2	2'45''
1,2	0,1 Citratplasma	—	—	0,7	0.2	7'23''
1,2	0,1 Citratplasma	65	30	0,7	0,2	4'03''

e) Einfluß der Inkubationszeit.

Es war weiterhin die Frage aufzuklären, ob der Hemmkörper seine Wirkung sofort nach Zusatz zu Normalplasma zu entfalten imstande ist, oder ob seine Wirksamkeit in der Zeit nach der Zugabe langsam ansteigt. Es wurde deshalb zunächst ein Normalplasma recalcifiziert und sogleich nach der Calciumzugabe 0,1 ccm Patientenserum zugegeben. In dieser Versuchsanordnung war die Hemmkörperwirkung vermindert. Auch wenn die Recalcifikation augenblicklich nach dem Hemmkörperzusatz erfolgte, war die Recalcifikationszeit etwas kürzer, aber bereits bei Recalcifikation 3 Minuten nach der Hemmkörperzugabe war gegenüber einer 15 Minuten langen Inkubation kein sicherer Unterschied mehr nachweisbar. Es scheint also die Hemmkörperwirkung nahezu sofort nach Zugabe zum Plasma einzusetzen und nicht wie beim Serumantithrombin erst eine längere Inkubationszeit zu erfordern.

f) Zusammenfassung.

Fassen wir die chemischen Eigenschaften des Hemmkörpers kurz zusammen, so läßt sich feststellen, daß der Hemmkörper wahrscheinlich ein Eiweißkörper ist oder zumindest eine bestimmte

Eiweißfraktion begleitet. Nach seinem Verhalten bei den Fällungsreaktionen findet er sich in der höchsten Konzentration in der bei
34%iger Sättigung mit Ammonsulfat ausfallenden Fraktion und in
geringerer Menge in der Fraktion bei 40%iger Sättigung. Gemäß
seiner Löslichkeit in Wasser gehört er zu den Pseudoglobulinen.
Entsprechend dem elektrophoretischen Verhalten dürfte er den
γ-Globulinen angehören, was gut mit dem Verhalten bei Ammonsulfatfällung übereinstimmt. Er ist nicht dialysabel, ist hitzestabil
und kann auf Eis mindestens 6 Wochen gelagert werden. Er ist nicht
lipoidlöslich, wird durch Alkohole inaktivert, durch Trypsin zerstört.
Infolge seiner Zugehörigkeit zu den Globulinen kann er kein Antithrombin sein, infolge seiner Stabilität gegen Erhitzen auf 60 bis
65 Grad und Nichtextrahierbarkeit mit Lipoidlösungsmitteln kann
er nicht dem Anticephalin entsprechen, seine Zerstörbarkeit durch
Trypsin und die Unbeeinflußbarkeit durch Protamine läßt eine
Identität mit Heparin ausschließen.

6. Untersuchungen über den Angriffspunkt im Gerinnungsablauf.

a) Beeinflussung der II. Phase.

Wir untersuchten zunächst eine eventuelle Beeinflussung der
II. Phase, da hier die Verhältnisse am einfachsten sind. Als Gerinnungssystem wurde Oxalatplasma des Patienten gewählt und an
diesem die gerinnungsauslösende Wirkung verschieden konzentrierter
Thrombinlösungen (sog. Thrombinzeit) bestimmt und mit dem Verhalten eines gleichkonzentrierten Normalplasmas verglichen. Wie
aus Tab. 15 zu ersehen ist, fand sich kein Unterschied. Mit dieser

Tabelle 15. *Beeinflussung der Thrombingerinnungszeit durch den Hemmkörper.*

Normal- bzw. Pat. Plasma in ccm	Puffer ccm	Thrombin		Thrombingerinnungszeit	
		ccm	Einheiten	NPl.	PPl.
1,2	0,9	0,1	1	2'17"	2'01"
1,2	0,8	0,2	2	1'16"	1'17"
1,2	0,6	0,4	4	41"	39"
1,2	0,4	0,6	6	29"	28"
1,2	0,2	0,8	8	25"	24"
1,2	0,9	0,1	10	17.5"	14"
1,2	0,8	0,2	20	12"	11,5"

Untersuchung erhalten wir zugleich zwei wichtige Ergebnisse, nämlich erstens, daß das Fibrinogen des Patienten, das nach der quantitativen Bestimmung in hinreichender Menge vorhanden ist, auch qualitativ vollwertig ist, und zweitens, daß der Hemmkörper die II. Phase nicht beeinflußt, also kein Antithrombin darstellt. Es ist dies ein weiterer Beitrag zu der schon vorne erörterten Feststellung, daß der Hemmkörper nicht mit den beiden Formen des Antithrombins identisch sein kann.

b) Beeinflussung der I. Phase.

α) Beeinflussung des Faktors V.

Als Gerinnungssystem wurde ein 14 Tage altes Normaloxalatplasma verwendet, dessen Prothrombinzeit auf 66 Sekunden und dessen Recalcifikationszeit auf 9 Minuten 30 Sekunden verlängert war. Durch Zugabe des von uns isolierten Faktors V wie von frischem *Bordet*-Plasma oder von frischem, prothrombinfreiem, fibrinogenfreiem Rinderplasma als Quelle des Faktors V wurde die Prothrombinzeit auf 30 Sekunden und die Recalcifikationszeit auf 5 Minuten verkürzt. Wie aus Tab. 16 hervorgeht, verursachte Zugabe von Pa-

Tabelle 16. *Wechselbeziehung zwischen Faktor V und Hemmkörper.*

Faktor V-verarmtes NPl. in ccm	PPl. ccm	Faktor V ccm	Puffer ccm	CaCl$_2$ ccm	Gerinnungszeit Min.
1,2	—	—	0,8	0,2	9'30"
1,2	0,1	—	0,7	0,2	20'
Ausmaß der Hemmkörperwirkung					10'30"
1,2	—	0,1	0,7	0,2	5'
1,2	0,1	0,1	0,6	0,2	16'
Ausmaß der Hemmkörperwirkung					11'

tientenplasma zu diesem an Faktor V verarmten Normalplasma eine sehr deutliche Gerinnungsverzögerung. Wurde nun außerdem Faktor V zugesetzt, so betrug die Verkürzung wie in der Probe ohne Hemmkörperzusatz 4 Minuten, so daß das Ausmaß der Hemmwirkung bzw. der Wirkung des Faktors V unbeeinflußt blieb. Es besteht also keine Wechselbeziehung zwischen Faktor V und Hemmkörper.

β) Beeinflussung der Gewebsthrombokinase.

Die eingangs aufgezeigte Möglichkeit, die scheinbare Verlängerung der Prothrombinzeit durch einen Überschuß an Thrombokinase zu beseitigen, ließ eine Wechselwirkung zwischen Thrombokinase und Hemmkörper wahrscheinlich erscheinen. Anderseits war diese scheinbare Verlängerung der Prothrombinzeit nur während der ersten Blutungsperiode nachweisbar und konnte außerdem in einem Gerinnungssystem, bestehend aus Normalplasma, Puffer, Calciumchlorid, unverdünnter Thrombokinase nach *Quick* und 10 bis 20% hemmender Globulinlösung oder Patientenplasma eine Hemmwirkung nie nachgewiesen werden, da die Prothrombinzeit mit und ohne Globulinzusatz gleich war. Hingegen war die Verlängerung der Recalcifikationszeit immer nachweisbar. Es schienen also hier nur schwer erklärbare Differenzen zu bestehen. Zur Klärung derselben wurde Thrombokinase einmal mit Veronalpuffer pH 7,4 und einmal mit Globulin I verdünnt. Hiebei wurde die Ausganskonzentration der Thrombokinaselösung als 100% angenommen. Die Verdünnung wurde sofort bzw. nach einer Inkubation von 24 oder 48 Stunden an einem Gerinnungssystem, bestehend aus 1,2 ccm Normaloxalatplasma + 0,8 ccm Puffer + 0,2 ccm Calciumchlorid getestet. Wie aus Tab. 17 zu entnehmen ist, war keine Wirkungsänderung nach 24-

Tabelle 17. *Wechselbeziehung zwischen Gewebsthrombokinase und Hemmkörper.*

NPl. ccm	Puffer ccm	CaCl$_2$ ccm	Thrombokinase Konzentration	Gerinnungszeit			
				sogleich		24 Std. incubiert	
				Verdünnung mit			
				Puffer	Hemmkörp.	Puffer	Hemmkörp.
1,2	0,8	0,2	1 gtt 100%	33"	—	34,5"	—
1,2	0,8	0,2	1 gtt 20%	45"	49"	44"	48"
1,2	0,8	0,2	1 gtt 4%	1'21"	1'30"	1'10"	1'36,5"
1,2	0,8	0,2	1 gtt 1%	1'42"	2'09"	1'48"	2'08"
1,2	0,8	0,2	1 gtt 0,2%	2'05"	3·39"	2'24"	3'46"
1,2	0,8	0,2	1 gtt 0,04%	2'55"	5'40"	3'	5'40"
1,2	0,8	0,2	1 gtt 0,01%	3'25,5"	7'15"	3'25"	—
1,2	0,8	0,2	keine Thromb.	8'59"	10'14"	3'45"	7'16"

bzw. 48stündiger Inkubation nachweisbar. Viel auffälliger war der Befund, daß sich erst eine Hemmwirkung, die über die Fehlerbreite der Recalcifikationszeitbestimmung hinausging, bei Thrombokinasekonzentrationen unter 10% zeigte (Abb. 8). Erst bei einer Konzentration der Thrombokinase von 0,04% war die Hemmkörperwirkung so deutlich, daß die Recalcifikationszeit des Normalplasmas ohne Thrombokinasezusatz überschritten wurde. Aus diesen Untersuchungen geht hervor, daß eine Wechselbeziehung zwischen Thrombokinase und Hemmkörper bestand, daß aber schon eine sehr geringe Thrombokinasemenge imstande war, die Hemmkörperwirkung aufzuheben bzw. weitgehend zu schwächen, was den Eindruck erweckte, als ob der Hemmkörper sehr wenig aktiv wäre. Dies schien aber in krassem Widerspruch zu der Schwere der Gerinnungsstörung des Patienten zu stehen. Es wurde daher ein gewisser Antagonismus zwischen Hemmkörper und Thrombokinase angenommen und zu beweisen versucht, was zunächst Schwierigkeiten bereitete. Um die Wechselbeziehungen näher zu studieren, wurde ein Oxalatplasma eines Normalen und des Patienten durch Zugabe von 4 T. E. zur Gerinnung gebracht. Nach Entfernung des Gerinnsels wurde das Serum 30 Minuten bei 37 Grad inkubiert, damit das zugesetzte Thrombin durch das Antithrombin des Serums neutralisiert wurde. Dann wurde durch Zugabe von Puffer, Thrombokinase und Calciumchlorid der Ablauf der I. Phase ausgelöst und die nach Ablauf bestimmter Zeiten nach der Recalcifikation vorhandene Thrombinmenge an einem prothrombinfreien Plasma, das 1:1 mit Veronalpuffer pH 7,4 verdünnt war, getestet. Bei beiden Seren war die maximale Thrombinwirkung bereits nach 1 Minute nachweisbar. Das *Bordet*-Plasma gerann nach 16 Sekunden. Die Thrombinmenge nahm infolge der Anwesenheit von Antithrombin im Gerinnungssystem (durch Metathrombinbildung) in der folgenden Zeit in beiden Versuchsansätzen gleich schnell ab (Tab. 18). Dieselben Ergebnisse

Tabelle 18. *Wechselbeziehung zwischen Gewebsthrombokinase und Hemmkörper.*

System: 1,2 ccm fibrinogenfreies Normal- bzw. Patientenplasma + 0,8 ccm Puffer + 0,1 ccm Thrombokinase + 0,2 ccm $CaCl_2$. Von dieser Mischung wurden nach den angegebenen Zeiten 0,2 ccm an 1,0 ccm prothrombinfreiem Plasma getestet.

Zeit	Pat. Pl.	Normalpl.
1'	16''	16''
3'	36''	35''
5'	88''	80''
7'	321''	340''
9'	17'2''	16'43''

wurden erhalten, wenn die Thrombokinase zunächst mit der hemmenden Globulinfraktion verschieden lange inkubiert wurde und dann zu einem normalen durch Thrombinzusatz fibrinogenfrei gemachten Plasma zugesetzt wurde, oder wenn eine suboptimale Thrombokinasemenge Anwendung fand. Im letzten Fall wurde die maximale Thrombinkonzentration erst später erreicht und war nicht so hoch wie bei optimaler Thrombokinasemenge, da sich bei dem langsamen Reaktionsablauf bereits Metathrombinbildung bemerkbar machte. Nach diesen Versuchen schien also kein Einfluß des Hemmkörpers auf die Ablaufgeschwindigkeit der 1. Gerinnungsphase und in den geprüften Konzentrationen kein Antagonismus des Hemmkörpers mit einem der beteiligten Gerinnungsfaktoren oder eine vollkommene Ausschaltung der Hemmkörperwirkung zu bestehen.

Da diese Untersuchungen kein befriedigendes Resultat ergaben, wurden sie an einem gereinigten Gerinnungssystem fortgesetzt. Die Thrombinbildung wurde durch Zugabe von Faktor V, Gewebsthrombokinase und Calcium mit oder ohne Globulin I zu einer Prothrombinlösung ausgelöst. Das entstandene Thrombin wurde nach verschiedenen Zeitabständen an einer Fibrinogenlösung getestet. Wie Tab. 19 zeigt, konnte in diesem Gerinnungssystem ebenfalls

Tabelle 19. *Wechselbeziehung zwischen Gewebsthrombokinase und Hemmkörper im gereinigten Gerinnungssystem.*

Prothrombinumwandlungsmischung: 1,0 ccm Prothrombinlösung + 0,1 ccm Faktor V + 0,1 ccm 10%iger Thrombokinaselösung nach *Quick* + 0,2 ccm Puffer oder Globulin-I-Lösung + 0,2 ccm CaCl$_2$.
Von dieser Mischung wurden in den angegebenen Zeitabständen nach Zugabe des Calciumchlorids je 0,2 ccm entnommen und an 1,0 ccm Fibrinogenlösung getestet.

Zeit nach der Recalcifikation Min.	Gerinnungszeit	
	ohne Hemmkörper	mit Hemmkörper
4'	1'55"	2'20"
7'	57"	1'02"
12'	36"	34"

keine Hemmkörperwirkung nachgewiesen werden, auch dann nicht, wenn die Thrombokinasekonzentration nur sehr klein war. Dieses vollkommene Fehlen der Nachweisbarkeit einer Hemmkörperwirkung spricht entweder für eine völlige Aufhebung der Wirkung des Hemmkörpers durch die verwendete Thrombokinase oder für das Fehlen eines Angriffspunktes für den Hemmkörper im vorliegenden Gerinnungssystem, sonst hätte es möglich sein müssen, eine Konzentration eines beteiligten Gerinnungsfaktors zu finden, bei der die Aufhebung der Hemmkörperwirkung unvollständig wäre. Die Tatsache, daß die Hemmkörperwirkung jedoch in einem Gerinnungssystem ohne Gewebsthrombokinase immer mit Ausnahme der drei letzten Lebenstage des Patienten nachweisbar war, legte die Annahme nahe, daß hier Differenzen zwischen Gewebs- und Thrombozytenthrombokinase eine Rolle spielen könnten.

γ) *Beeinflussung der Wirkung der Thrombozytenthrombokinase.*

Es wurde eine Thrombozytenaufschwemmung aus Normalthrombozyten hergestellt (siehe S. 46), die Normalplasma innerhalb von 1 Minute 50 Sekunden zur Gerinnung brachte. Gleichzeitig wurde durch Verdünnung und Alterung eine Gewebsthrombokinase gewonnen, die dasselbe Normalplasma in derselben Zeit zur Gerinnung brachte. So waren gut vergleichbare Verhältnisse geschaf-

fen. Wurde nun die hemmende Globulinfraktion zu einem Normalplasma zugesetzt, so war die Hemmkörperwirkung bei Verwendung
der an sich nur wenig aktiven Gewebsthrombokinase nicht nachweisbar, bei Verwendung der Thrombozytenaufschwemmung jedoch
sehr deutlich (Tab. 20). Diese Untersuchung wurde auch an Hand

Tabelle 20. *Wechselbeziehung zwischen Thrombozytenthrombokinase und Hemmkörper.*

NPl. ccm	Globulin I ccm	Thrombokinase gtts bzw. ccm	Puffer ccm	CaCl$_2$ ccm	Gerinnungs- zeit Min.
1,2	—	—	0,8	0.2	2'55''
1,2	0,2	—	0,6	0,2	9'
1.2	0,2	2 gtts Gewebs-ThrK	0.8	0,2	1'40''
1,2	—	2 gtts Gewebs-ThrK	0,6	0,2	1'50''
1.2	—	0,2 ccm ThrZ-aufschwemmung	0,6	0,2	1'50''
1,2	0,2	0,2 ccm ThrZ-aufschwemmung	0,4	0,2	6'25''
1,2	—	0,2 ccm ThrZ-ThrK-lösung	0,6	0,2	1'27''
1,2	0,2	0,2 ccm ThrZ-ThrK-lösung	0,4	0,2	4'22''
1,2	—	0,2 ccm ThrZ-ThrK-lösung filtr.	0,6	0,2	1'25''
1,2	0,2	0,2 ccm ThrZ-ThrK-lösung filtr.	0,4	0,2	4'58''

ThrK. = Thrombokinase, ThrZ. = Thrombozyten, NPl. = Normalplasma.

des vorhin beschriebenen gereinigten Gerinnungssystems wiederholt
und konnte auch hier bestätigt werden, wie Tab. 21 zeigt. Diese

Tabelle 21. *Wechselwirkung zwischen Thrombozytenthrombokinase und Hemmkörper im gereinigten Gerinnungssystem.*

Prothrombinumwandlungsmischung:
      1,0 ccm Prothrombinlösung,
   + 0,1 ccm Faktor V,
   + 0,2 ccm Thrombozytenthrombokinaseaufschwemmung,
   + 0,2 ccm Globulin I oder Puffer,
   + 0,2 ccm Calciumchlorid.

Von dieser Mischung wurden in gewissen Zeitabständen gemessen nach Zugabe
des Calciumchlorids je 0,2 ccm entnommen und an einem Kubikzentimeter
Fibrinogenlösung getestet.

Zeit nach der Recalcifikation	Gerinnungszeit	
	ohne Hemmkörper	mit Hemmkörper
5'	keine Gerinnung	keine Gerinnung
10'	keine Gerinnnng	keine Gerinnung
15'	10'	keine Gerinnung
26'	2'10''	keine Gerinnung
35'	—	keine Gerinnung
45'	—	nach 30' beginnend
60'	—	nach 30' beginnend

Befunde sprechen mit großer Wahrscheinlichkeit dafür, daß die Hemmkörperwirkung schon durch sehr kleine Mengen von Gewebsthrombokinase aufgehoben werden kann, während sie von Thrombozytenthrombokinase nur schwer ausgeglichen wird, oder mit anderen Worten, daß die Hemmkörperwirkung gegen Gewebsthrombokinase gering, gegen Thrombozytenthrombokinase jedoch wesentlich deutlicher ist. Diese Annahme erklärt alle bisherigen Beobachtungen leicht. Unter diesen Umständen konnte bei Verwendung von Gewebsthrombokinase im gereinigten Gerinnungssystem keine Wirkung gefunden werden, da der eigentliche Angriffspunkt für die Hemmkörperwirkung fehlte. Bei der Bestimmung der Recalcifikationszeit eines Normalplasmas unter Zugabe von Hemmkörper war dessen Wirkung sehr deutlich, da hier die Gerinnung nur durch Thrombozytenthrombokinase ausgelöst wurde. Wurde hingegen — wie zur Prothrombinzeitbestimmung — eine optimale Gewebsthrombokinasemenge und

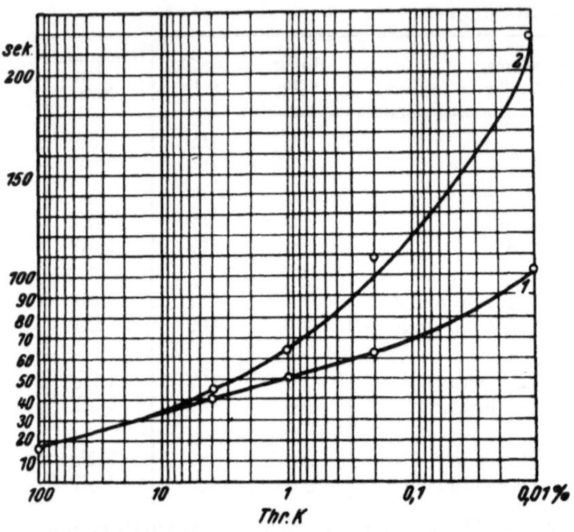

Abb. 8. Recalcifikationszeiten eines Normalplasmas als Funktion der Konzentration der Gewebsthrombokinase. Kurve 1: Gewebsthrombokinase verdünnt mit physiologischer Kochsalzlösung. — Kurve 2: Gewebsthrombokinase verdünnt mit der hemmenden Globulinfraktion (gereinigte Hemmkörperfraktion).
Abscisse: Logarithmus der Konzentration der Thrombokinase.
Ordinate: Recalcifikationszeit in Sekunden (dekadisch).

nur eine verhältnismäßig geringe Hemmkörpermenge zugesetzt, so wurde die Gerinnung nur durch die Gewebsthrombokinase ausgelöst und spielte die im Plasma vorhandene Thrombozytenthrombokinase so gut wie keine Rolle, infolgedessen konnte auch keine Hemmkörperwirkung in diesen Versuchen nachgewiesen werden. In jenen Versuchen (Abb. 8, Tab. 17) jedoch, in denen die Thrombokinase durch Hemmkörper verdünnt wurde, wurde so lange keine Hemmkörperwirkung beobachtet, als die Gewebsthrombokinasekonzentration im Vergleich zur Konzentration der Thrombozytenthrombokinase verhältnismäßig hoch war und die Gerinnungszeit also nur eine Funktion der sofort wirksamen und viel aktiveren Gewebsthrombokinase darstellte. In jenen Proben aber, in denen die im Plasma vorhandene Thrombozytenthrombokinase mengen- und wirkungsmäßig für den Gerinnungsablauf von

Bedeutung war, kam die Hemmkörperwirkung immer deutlicher zum Ausdruck, je mehr die Gerinnungszeit eine Funktion der Thrombozytenthrombokinase des Plasmas wurde. Nur dann, wenn der Hemmkörper in besonders hoher Konzentration vorliegt, wie dies bei den ersten Untersuchungen (Abb. 4) während der schweren Blutung im Zeitpunkt der ersten Krankenhausaufnahme der Fall war, dürfte auch die Gewebsthrombokinase in ihrer Wirksamkeit gehemmt worden sein. Nur so ist die scheinbare Prothrombinzeitverlängerung zu erklären. Allerdings muß hier darauf hingewiesen werden, daß die damals verwendete Gewebsthrombokinase nicht als hochaktiv bezeichnet werden darf und auch nicht in ihrer Konzentration optimal war, da Verminderung auf 50% bei einem Normalplasma schon eine beträchtliche Verlängerung der Gerinnungszeit zur Folge hatte, wie aus Abb. 4 und Tab. 2 hervorgeht. Abb. 4 zeigt im wesentlichen dasselbe wie Abb. 8, nur in sehr verstärktem Ausmaß. Auch hier wird die Differenz der Gerinnungszeit erst bei den niederen Gewebsthrombokinasekonzentrationen hochgradig, bei denen die Prothrombinumwandlung vorwiegend durch die Thrombozytenthrombokinase bedingt ist. Die Änderung des Versuchsausfalles zu verschiedenen Zeiten scheint durch eine Änderung der Hemmkörperkonzentration bedingt gewesen zu sein. Sie dürfte im Zeitpunkt der Blutung besonders hoch gewesen und knapp vor dem Tod des Patienten abgesunken sein, da das am letzten Tag vor dem Tod abgenommene Blut kaum mehr eine merkliche Gerinnungszeitverlängerung im Tauschversuch verursachte. Dies spricht auch dafür, daß die Hemmkörperbildung eine aktive Leistung des Körpers gewesen sein dürfte (siehe S. 91).

Die hier dargestellten Wechselwirkungen zwischen Thrombozytenthrombokinase und Hemmkörper geben die Berechtigung, den Hemmkörper als eine Antithrombokinase im weitesten Sinn des Wortes zu bezeichnen, deren Wirkung in erster Linie gegen die Thrombozytenthrombokinase und in viel geringerem Maße gegen die Gewebsthrombokinase gerichtet war, sie sagt aber noch nichts darüber aus, ob die Wirkung gegen die aktive Thrombokinase selbst oder gegen den Aktivierungsmechanismus der Vorphase gerichtet ist.

c) Beeinflussung der Vorphase der Blutgerinnung.

Wie eingangs ausgeführt, erfolgt in dieser die Aktivierung der Thrombozytenthrombokinase bei Gegenwart von benetzbaren Oberflächen, Calciumionen und eines Plasmafaktors, der entweder als Thrombozytolysin die Auflösung der Thrombozyten und dadurch die Freisetzung der Thrombokinase bewirkt oder aber die aus den durch Berührung mit benetzbaren Oberflächen zerfallenen Thrombozyten freigesetzte noch inaktive Thrombokinase aktiviert. Es wurde daher aus der Thrombozytenaufschwemmung durch mechanische Einwirkungen eine Thrombozytenthrombokinaselösung (siehe S. 46) hergestellt, die durch Filtration durch eine Glassinternutsche G 4 auch von den restlichen nicht zerstörten Thrombozytenleibern befreit war. Auch hier war die Hemmwirkung des Globulins erhalten. Sie hätte verschwunden sein müssen, wenn die Wirkung des Hemmkörpers gegen ein Thrombozytolysin gerichtet gewesen wäre (siehe Tab. 20). Hier weist nun unsere Untersuchung insoferne eine Lücke auf, als wir nichts Sicheres über eine Wechselwirkung gegenüber dem antihämophilen Globulin aussagen können, soferne dieses nicht als Thrombozytolysin wirkt. Da uns aber ein gereinigtes Präparat des antihämophilen Globulins nicht zur Verfügung stand, war es nicht möglich, derartige Untersuchungen auszuführen.

d) Beeinflussung des Prothrombinverbrauches während der Gerinnung.

Schon *Brinkhous* hat an Hand quantitativer Untersuchungen darauf hingewiesen, daß die Thrombinbildung bei der Hämophilie sehr verlangsamt erfolgt. *Chevallier* und Mitarbeiter haben gezeigt, daß bei der Hämophilie noch nach Abschluß der Gerinnung im Serum eine hohe Prothrombinkonzentration gefunden werden kann.

Quick (5) hat dann eine quantitative Methode zur Bestimmung des Prothrombinverbrauches (Prothrombinkonsumptiontest) ausgearbeitet. Er ist der Ansicht, daß ein verminderter Prothrombinverbrauch während des Gerinnungsablaufes ein Beweis für einen Mangel an aktiver Thrombokinase sei. Dieser wieder ist eine Folge einer Störung der Vorphase der Blutgerinnung, die durch einen Mangel des Plättchenfaktors, des Plasmafaktors oder durch einen Hemmkörper bedingt sein kann. Da uns im Zeitpunkt der Untersuchungen die *Quick*sche Originalmethode noch nicht zugänglich war, führten wir die Untersuchungen nach einer eigenen, allerdings umständlicheren Methode durch (siehe S. 44). Wir erhielten im Vorversuch für Normalplasma bei einer Prothrombinkonzentration von 100% eine Gerinnungszeit von 44,2 Sekunden, für 50% 51,8 Sekunden, für 25% 62,3 Sekunden und für 12,5% 76,4 Sekunden und im Hauptversuch eine Prothrombinzeit von 184 Sekunden, also einen Wert, der weit unter 10% liegt. Dies spricht also für einen Prothrombinverbrauch bei der Gerinnung im Normalplasma von mehr als 90%. In dem Versuchsansatz, in dem das Normalplasma mit Globulin I versetzt war, erhielten wir im Vorversuch für eine Prothrombinkonzentration von 100% eine Gerinnungszeit von 36,9 Sekunden, für 50% 52,1 Sekunden, für 25% 79,9 Sekunden und für 12,5% 124,2 Sekunden und im Hauptversuch eine Prothrombinzeit von 51,9 Sekunden, die also einer Prothrombinkonzentration von 50% entspricht. Infolgedessen waren nur 50% des Prothrombins bei der Gerinnung verbraucht worden. Dieser Befund stellt eine weitere Bestätigung des Vorliegens einer Verminderung der aktiven Thrombokinase dar.

e) Zusammenfassung.

Fassen wir die Ergebnisse dieser Untersuchungen zusammen, so ergibt sich, daß der Hemmkörper die II. Phase der Gerinnung vollkommen unbeeinflußt läßt. In der ersten Phase besteht kein Antagonismus zwischen dem Hemmkörper einerseits und dem Prothrombin bzw. Faktor V anderseits. Die erste Phase verläuft unter Verwendung von Gewebsthrombokinase im gereinigten Gerinnungssystem ungehindert, während sich bei Verwendung von Thrombozytenthrombokinase ein deutlicher Antagonismus zwischen Hemmkörper und Thrombokinase nachweisen läßt. Es konnte nicht entschieden werden, ob die Hemmkörperwirkung gegen die aktivierte Thrombozytenthrombokinase selbst oder gegen einen zum Aktivierungsvorgang erforderlichen Faktor gerichtet sei. Eine Beeinflussung eines eventuell vorhandenen Thrombozytolysins erscheint unwahrscheinlich. Über eine Wechselwirkung gegen das antihämophile Globulin konnte nichts ausgesagt werden. Die Konzentration des Hemmkörpers im Patientenplasma scheint innerhalb mäßiger Grenzen geschwankt zu haben und scheint während der ersten massiven Blutung besonders hoch gewesen und in den letzten Tagen vor dem Tode nahezu geschwunden zu sein.

7. Beeinflussung der Gerinnung durch Kulturfiltrate.

Um dem eventuell möglichen Einwand zu begegnen, daß der von uns beobachtete Hemmkörper nicht aus dem Organismus des Patienten stammte, sondern ein Stoffwechselprodukt der die Sepsis verursachenden Bakterien sei, die wohl bereits vor Beginn der Sepsis in den Bronchiektasien vorhanden gewesen waren, von wo aus die hämatogene Infektion des Hämatoms erfolgt sein dürfte, wurde mit dem Eiter des Abscesses eine Leberbouillon beimpft und 14 Tage lang anaerob bebrütet. Dann wurde die Bouillon bakterienfrei filtriert und das Filtrat untersucht. Als Kontrolle wurde eine sterile Leberbouillon verwendet, die ebenfalls 14 Tage gestanden und filtriert worden war. Zusatz von 0,2 ccm von beiden Filtraten zu Normalplasma verursachte keine Verlängerung der Recalcifikationszeit. Dieser Befund läßt wohl die Möglichkeit der Bildung des Hemmkörpers durch Bakterien ausschließen.

VI. Vergleich der eigenen Untersuchungsergebnisse mit denen anderer Autoren an ähnlichen Fällen.

1. Bisher beobachtete durch Hemmkörper bedingte Formen hämorrhagischer Diathesen.

Das Vorkommen einer Vermehrung des Antithrombins im Blut unter experimentellen Bedingungen ist bereits lange bekannt. So wird eine Steigerung des Antithrombins nach wiederholten Injektionen von grobmolekularen Stoffen, wie Eiweißkörpern, Vaccinen, Hefen, aber auch nach Gummi arabicum, Stärke, Gelatine gefunden (*Volkert* [3]). Starke Vermehrung des Antithrombins kommt im anaphylaktischen und Peptonschock zustande. Während die erstgenannten Vorgänge zu keiner merklichen Verlängerung der Gerinnungszeit führen, kann das Blut im Schock ungerinnbar gefunden werden. Aber auch nach Verschluß des Gallenganges kann es zu einer Vermehrung des Antithrombins kommen. Diese ist aber nicht so hochgradig, daß sie allein die bei Gallengangsverschluß auftretende Gerinnungsstörung erklären könnte. Diese ist in erster Linie durch die Verminderung des Prothrombins bedingt. Die Antithrombinvermehrung wirkt sich nach *Volkert* (3) auch bei einer Steigerung um 70% noch nicht auf die Gerinnungszeit aus. Nach *Volkert* (3) ist die Antithrombinvermehrung durch die Heparinfraktion des Antithrombins (2) bedingt, während nach *Dyckerhoff* und *Marx* (2) die Antithrombinwirkung des Blutes bei Gallengangsverschluß nicht auf Heparin zurückgeführt werden kann. Seine Angabe, daß die Antithrombinwirkung durch Zugabe von Toluidinblau aufgehoben wird, spricht jedoch mehr für eine Heparinwirkung.

Setzt man Tiere einer einmaligen tödlichen Dosis von Röntgenstrahlen aus, so gehen sie unter den Zeichen einer schweren hämorrhagischen Diathese zugrunde. Der Tod pflegt etwa am 12. Tag nach der Bestrahlung einzutreten. Am Tage vor dem Tode stürzen die Thrombozyten steil ab. Das Blut wird ungerinnbar gefunden, wie erstmals *Fernau, Schrank, Zarzycki* an Ratten nach Injektion von Polonium zeigen konnten. Dieser Befund wurde später von *Lacassagne* c. s.; *Sheuse* c. s.; *Warren* und *Drager* bestätigt. *Allen* und Mitarbeiter konnten zeigen, daß diese Gerinnungsstörung, die früher auf strahlungsbedingte Thrombopenien zurückgeführt wurde, in Wirklichkeit vom Thrombozytensturz unabhängig und durch das Auftreten eines Gerinnungshemmkörpers bedingt ist, der sich ähnlich wie Heparin verhält. Das Blut der Hunde hatte eine stark verlängerte Gerinnungszeit und verzögerte die Gerinnung von Normalblut; die Gerinnungsstörung wurde in vivo und in vitro durch Toluidinblau oder Protaminsulfat aufgehoben; Prothrombin, Calcium, Magnesium, Phosphor und Fibrinogen erwiesen sich als normal. Die Thrombozytenzahl war zwar vermindert, dennoch kann die Gerinnungsstörung nicht darauf zurückgeführt werden, da Toluidinblau die Gerinnung normalisierte, ohne die Thrombozytenzahl zu beeinflussen, und da Zusatz von thrombopenischem Blut zu Normalblut niemals zu einer Hemmung der Gerinnung desselben führt. Die Isolierung des Heparins aus dem Blut gelang den Autoren allerdings nicht quantitativ, so daß dieser letzte Beweis noch aussteht. Die Befunde wurden von *Rekers* und *Field* bestätigt. *Barnard* fand bei akuten Leukämien eine heparinähnliche Substanz im Blut. *Copley* beobachtete eine durch Heparinvermehrung bedingte Gerinnungsstörung bei Patienten, die durch die Atombombenexplosion in Hiroshima geschädigt waren. Auch nach Behandlung mit N.-Lost soll eine Vermehrung heparinähnlicher Stoffe im Blut vorkommen (*Smith* c. s.; *Jacobson* c. s.). *Conley, Hartmann* und *Lalley* sowie *Allen* c. s. beobachteten, daß bei Thrombopenien eine größere Menge Protaminsulfat zur Neutralisation der gleichen zugesetzten Menge von Heparin erforderlich ist als bei normaler Thrombozytenzahl. Ob dies tatsächlich den Schluß zuläßt, daß bei diesen Patienten das Heparin im Blute vermehrt ist, erscheint mehr als fraglich. Der Versuch, Blutungen bei Thrombopenien mit Protaminsulfat zu behandeln, war in einzelnen Fällen erfolgreich (*Holoubek* c. s.), in anderen erfolglos (*Parkin, Hall* und *Watkins*). *Dixon* hingegen konnte nach Bestrahlung von jungen Hühnern mit radioaktivem Phosphor keine Hyperheparinämie nachweisen. Bei Menschen sind Gerinnungsstörungen, die auf eine Vermehrung des Heparins zurückzuführen sind, bisher nicht beobachtet worden, mit Ausnahme der Fälle von *Castex* und *Pavlowsky*. Es handelte sich um junge Männer im Alter von 3 bis 26 Jahren mit einer familiären Gerinnungsstörung mit verlängerter Gerinnungszeit (9 bis 18 Minuten), vermindertem Prothrombin (70 bis 80%), normaler Blutungszeit, Thrombozytenzahl und Retraktion. Die Recalcifikationszeit war normal. Das Patientenblut hemmte die Gerinnung von Normalblut nicht, hingegen war es möglich, durch Protamin in vivo und in vitro die Gerinnung zu normalisieren, woraus die Verfasser auf das Vorliegen einer Vermehrung heparinartiger Substanzen schließen.

Lüscher und *Labhart* beschrieben zwei Fälle von diffusem plasmazellulärem Myelom, bei denen die Gerinnung stark verzögert war und deren Blut die Gerinnung von Normalplasma verzögerte. Es bildeten sich bei der Gerinnung eigenartige Gallerten. Die Untersuchung ergab, daß die Gerinnung langsam von der Oberfläche her begann, während sich im Innern noch eine sehr visköse Flüssigkeit fand. Calcium war mit 9,4 mg%, Fibrinogen mit 0,27 g% normal,

Prothrombin, Thrombokinase, Faktor V waren normal oder ausreichend, durch Verdünnung wurde die Gerinnungsstörung vermindert. Das Plasmaeiweiß war stark vermehrt. Die hemmende Fraktion war bei einem Fall in der β, γ-Globulinfraktion gelegen, bei dem anderen Fall fanden sich mit der Ultrazentrifugierung, Strömungsdoppelbrechung und Viskosität große Abweichungen von der Norm. Da die Thrombinbildung nicht behindert war, konnte die Störung in die 2. Phase der Gerinnung lokalisiert werden. Es wird angenommen, daß der atypische Eiweißkörper eine Schutzkolloidfunktion auf die Fibrinogen-Fibrin-Umwandlung ausübt. *Uehlinger* konnte einen weiteren derartigen Fall mit hämorrhagischer Diathese bei Dysproteinämie (Hyperglobulinämie) genau untersuchen. Bei diesem Patienten erstarrte das Plasma bei Auslösung der Gerinnung nach einer öligen Zwischenphase zu einem durchsichtigen, gallertigen Klumpen ohne Retraktionsneigung, in dem auch mikroskopisch keine Fibrinfasern zu sehen waren. Neben diesen genau untersuchten Patienten sind noch bei einer ganzen Reihe von Fällen mit multiplem Myelom (Literatur bei *Bayrd* und *Heck*) und mit Hyperglobulinämie aus anderen teils unbekannten Ursachen (*Marsovszky*, *Waldenström* [1, 2], Purpura hyperglobulinaemica, Makroglobulinämie) hämorrhagische Diathesen beobachtet worden, deren Gerinnungsstörung jedoch nicht näher analysiert wurde.

In den letzten Jahren sind nun verschiedene Krankheitsfälle beobachtet worden, deren klinisches Symptomenbild und deren Gerinnungsstörung der Hämophilie weitgehend ähnlich waren, nur daß die Gerinnungsstörung durch das Auftreten eines Hemmkörpers verursacht wurde. Die aus diesem Blut dargestellten Hemmkörper verhielten sich weitgehend ähnlich dem in unserem Fall gefundenen. Es soll daher hier näher auf diese Krankheitsfälle eingegangen und versucht werden, Gemeinsamkeiten und Unterschiede herauszuarbeiten und zu untersuchen, ob hier etwa ein einheitliches Krankheitsbild vorliegt. Die Ergebnisse sind in Tab. 22 zusammengestellt.

Lozner, Jolliffee und *Taylor* beschrieben 1940 den ersten derartigen Fall. Es handelte sich um einen 61jährigen männlichen Mulatten aus blutungsgesunder Familie mit einer generalisierten Lymphknotentuberkulose und Anthrakose. Es trat Nasenbluten, Hämaturie, Hämatome, aber keine Blutergelenke auf. Die Gerinnungszeit war verlängert, Blutungszeit, Prothrombin, Calcium, Fibrinogen, Thrombozytenzahl und Retraktion normal. Bluttransfusionen und in vitro Normalplasma beeinflußten die Gerinnungszeit des Patientenplasmas nicht. Das Patientenplasma hingegen hemmte die Gerinnung von Normalplasma. Zugaben von $CaCl_2$ zu dem Plasma verkürzten die Gerinnungszeit von 68 auf 27 Minuten. Der Hemmkörper hielt Erhitzen auf 61° durch 10 Minuten aus, war nicht dialysierbar, nicht ultrafiltrierbar, war kein Euglobulin, nicht extrahierbar mit Äther. Die Euglobulinfraktion des Patienten hatte keine gerinnungsfördernde Wirkung auf hämophiles Blut. Es war keine Vermehrung des Fibrinolysins nachzuweisen. Ohne daß pathologisch anatomisch Zeichen von Lues nachweisbar gewesen wären, waren Takata und Wassermannsche Reaktion positiv.

Lawrence und *Johnson* berichteten 1942 über einen 50jährigen erblichen Hämophilen mit Gelenks-, Nieren- und Darmblutungen, bei dem die Transfusionsbehandlung wirkungslos wurde. Die Gerinnungszeit war auf 60 bis 120 Minuten erhöht, das Patientenblut hemmte die Gerinnung von Normalblut. Blutungszeit, Prothrombin, Calcium, Fibrinogen, Thrombozyten sowie Thrombinzeit waren normal. Der Hemmkörper war verschieden von Heparin und Antithrombin, nicht dialysierbar, kein Euglobulin, nicht mit Äther extrahierbar. Er war thermostabil.

Munro und *Jones* (1943) und *Munro* (1946) beschrieben einen 36jährigen Patienten mit erblicher Hämophilie mit Gelenksblutungen und Hämaturien, bei dem nach Zufuhr von insgesamt 3000 ccm Vollblut und 5000 ccm Plasma in verschiedenen Formen (Frischblut, Citratblut, lyophilisiertes Serum) der günstige Effekt der Transfusionen zumindest vorübergehend verschwand. Das Blut übte jetzt eine Hemmwirkung auf Normalblut aus. *Munro* konnte zeigen, daß Prothrombin, Prothrombinumwandlungszeit, Calcium, Fibrinogen und Antithrombin normal waren und Protamin die Gerinnung nicht beeinflußte. Der Hemmkörper war gegen zehntägiges Aufbewahren, Erhitzen auf 65⁰ durch 10 Minuten sowie gegen pH-Änderung zwischen 6,5 und 11,0 widerstandfähig. Er gehörte der Globulinfraktion an, war jedoch kein Euglobulin, nicht extrahierbar mit Äther, nicht dialysierbar, nicht adsorbierbar an Aluminiumhydroxyd. Die Euglobulinfraktion wirkte vielmehr beschleunigend auf die Gerinnung des Normalplasmas. Durch elektrophoretische Untersuchungen konnten *Munro* und *Munro* die Globulinfraktion isolieren und zeigen, daß nur diese Hemmkörperwirkung besaß. Während in der ersten Mitteilung Identität des Hemmkörpers mit dem Anticephalin von *Tocantins* vermutet worden war, wurde diese später ebenso wie eine Identität mit Heparin oder Antithrombin abgelehnt.

Lamy, Burstein und *Soulier* sowie *Soulier* und *Burstein* beobachteten 1946 einen 21jährigen Mann aus blutungsgesunder Familie, der seit seinem zweiten Lebensjahr an Schleimhaut- und Gelenksblutungen litt. Zweimal waren Bluttransfusionen nötig gewesen. Als er 1946 wieder eine Transfusion erhielt, beeinflußte diese die Gerinnungszeit nicht. Die Gerinnungszeit betrug 6 Stunden, die Blutungszeit war auf 4 bis 17 Minuten erhöht, die Recalcifikationszeit verlängert, Thrombozyten, Fibrinogen, Calcium, Prothrombin, Antithrombin und Thrombingerinnungszeit waren normal. Das Patientenblut hemmte die Gerinnung von Normalblut. Zerstörung der Thrombozyten verkürzte die Recalcifikationszeit, Verminderung der Thrombozyten verlängerte sie. Die hemmende Wirkung wurde schon durch kleine Mengen Gewebsthrombokinase aufgehoben, während Plasma- und Plättchenthrombokinase stark gehemmt wurden. Antihämophiles Globulin der Fraktion I von *Cohn* war wirkungslos. Durch Protaminsulfat wurde die Gerinnung nicht normalisiert. Der Hemmkörper vertrug als Citratplasma Erhitzen auf 65⁰ durch 30 Minuten und konnte am Eis eine Woche ohne Aktivitätsverlust aufbewahrt werden. Er war nicht identisch mit Heparin, Antithrombin oder mit dem Anticephalin nach *Tocantins*. Die Recalcifikationszeit war stark vom Gehalt des Plasmas an Thrombozyten abhängig. Es wurde daher angenommen, daß der Hemmkörper die Aktivierung der Thrombozytenthrombokinase hemmt.

Chargaff und *West* (1946) berichteten über eine 33jährige Frau aus blutungsgesunder Familie, die mehrere Entbindungen mitgemacht hatte und jetzt seit 7 Monaten, bald nach der letzten Entbindung beginnend, an subkutanen, intramuskulären und Gelenksblutungen litt. Die Gerinnungszeit war auf 80 bis

100 Minuten verlängert, das Patientenblut hemmte die Gerinnung von Normalblut, Prothrombin, Thrombozyten, Antithrombin, Serumeiweiß, Flockungsproben
und Kapillarresistenz waren normal. Die Titration mit Protaminsulfat ergab eine
geringfügige Verkürzung, aber keine Normalisierung der Gerinnungszeit. Durch
Zentrifugieren wurde die Gerinnungszeit deutlich verlängert. Es trat keine Verminderung der Hemmkörperwirkung bei Inkubation mit Plasma ein. Nach Ansicht der Autoren handelte es sich um eine Hypothromboplastinämie, die durch
eine verminderte Bildung oder verminderte Freisetzung von Thrombokinase oder
durch einen Faktor bedingt sein könnte, der die Thrombokinase zerstört.

Craddock und *Lawrence* und *Lawrence* und *Craddock* berichteten 1947 über
zwei Fälle, von denen der eine mit dem 1942 von *Lawrence* und *Johnson* publizierten identisch ist. Der zweite Fall betrifft einen 21jährigen sporadischen Hämophilen mit der ersten Manifestation der Blutungsneigung im ersten Lebensjahr. Er
wies Gelenks- und Nierenblutungen auf. Nach mehreren Transfusionen verloren
diese ihre Wirksamkeit. Zunächst war die Gerinnungszeit nach Transfusionen oder
Injektionen von antihämophilem Globulin für etwa eine halbe Stunde normalisiert, später blieb die Normalisierung aus, es kam vielmehr zu einer Verlängerung der Gerinnungszeit und zu einer Verschlechterung der klinischen Symptome. Die Gerinnungszeit betrug 68 Minuten. Das Patientenblut verlängerte die
Gerinnungszeit und Recalcifikationszeit von Normalblut. Vor den Transfusionen
war jedoch kein Hemmkörper nachweisbar. Prothrombin und die übrigen Gerinnungsfaktoren sowie die Thrombingerinnungszeit waren normal. Die Gerinnung des Blutes war auch mit verdünnter Gewebsthrombokinase normal. Toluidinblau war wirkungslos. Die elektrophoretische Untersuchung zeigte, daß die
Hemmwirkung in allen Fraktionen nachweisbar war, die γ-Globulin enthielten.
Das Patientenblut präzipitierte Normalblut und antihämophiles Globulin. Inkubation von antihämophilem Globulin mit Patientenblut hob die Wirkung des
antihämophilen Globulins auf ein gewöhnliches hämophiles Blut ganz oder weitgehend auf, während bei Inkubation mit Normalblut oder typischem hämophilem Blut die Wirkung erhalten blieb. Aus diesen Befunden schließen die
Autoren, daß es sich hier um eine Immunisierung der Patienten gegen das antihämophile Globulin, das für diese Patienten ein fremdes Eiweiß darstellt, handle.
Hiefür spricht auch die Tatsache, daß es sich um ein γ-Globulin handelt und
daß es nur nach Transfusionen nachweisbar ist, sowie der Nachweis von Präci-
pitinen. Das Verhalten war in beiden Fällen ein völlig gleiches.

Quick und *Stefanini* (1) (1948) beschrieben das Auftreten eines Hemmkörpers
bei einem Mann, der an einem Pemphigus erkrankt war, ohne nähere Angaben
über den Patienten zu bringen. Sie zeigten, daß bei dem Patienten, dessen Blut
die Gerinnung von Normalblut hemmte, der Prothrombinverbrauch während der
Gerinnung so stark vermindert war wie sonst nur bei hämophilem Blut. Eine
derartige Verminderung der aktiven Thrombokinase mit Veränderung des Prothrombinverbrauches kann durch einen Mangel an Plasmafaktor (Thromboplastinogen), an Plättchenfaktor oder durch einen Hemmkörper des Plättchenfaktors bedingt sein, oder aber auch durch Hemmung der Thrombokinase in
der ersten Gerinnungsphase. Da die Prothrombinzeit auch mit verdünnter
Thrombokinase nicht verlängert war, dürfte es sich hier nicht um eine Antithrombokinase, sondern um eine Substanz handeln, die die Umwandlung des
Plasmathromboplastinogens (Plasmaprothrombokinase) in das aktive Thromboplastin hemmt.

Conley, Rathbun, Morse und *Robinson* (1948) berichten über drei Fälle. Im
ersten Fall handelte es sich um einen 67jährigen farbigen Mann, bei dem seit
mehreren Monaten Hämaturien bestanden. Es fand sich eine generalisierte

Lymphdrüsenschwellung. Eine exzidierte Drüse zeigte jedoch nur eine Hyperplasie. Früher waren nie Blutungen aufgetreten. Der Patient hatte nie Transfusionen erhalten. Die Gerinnungszeit war auf 68 Minuten, die Recalcifikationszeit auf 12 Minuten erhöht. Prothrombin, Fibrinogen, Thrombozytenzahl, Blutungszeit und Kapillarresistenz waren normal. Bei dem dritten Fall handelte es sich um einen 38jährigen Mann mit einer typischen hereditären Hämophilie, der Injektionen von antihämophilem Globulin sowie zahlreiche Transfusionen erhalten hatte, die allmählich an Wirksamkeit verloren. Die Gerinnungszeit betrug 5 Stunden, die Recalcifikationszeit 17 Minuten, Prothrombin, Thrombozytenzahl, Blutungszeit und Kapillarresistenz waren normal. Die Gerinnungsstörung war bei beiden Patienten genau gleich, obwohl der eine Transfusionen erhalten hatte, der andere nicht. Das Blut verlängerte die Gerinnungszeit von Normalblut, Toluidinblau und Protaminsulfat waren wirkungslos, die Wirkung wurde durch Erhitzen des Blutes auf 65⁰ durch 5 Minuten nicht zerstört, eine vierfache Verdünnung eines Normalplasmas mit prothrombinfreiem Patientenplasma verursachte keine Verlängerung der Prothrombinzeit. Auch stark verdünnte Gewebsthrombokinase brachte thrombozytenfreies Patientenplasma in normaler Zeit zur Gerinnung; es war also keine Antithrombokinasewirkung nachweisbar. Im Blute des hämophilen Patienten konnten keine Präcipitine gegen Normalblut oder gegen antihämophiles Globulin nachgewiesen werden. Die Autoren nahmen an, daß der Hemmkörper die Aktivierung der Thrombozyten-Thrombokinase verhindere. Bei dem Fall 2 handelte es sich um einen 39jährigen Mann aus blutungsgesunder Familie. Erst in den letzten Monaten hatte er wiederholt Hämoptysen ohne Lungenbefund. Die WaR. war positiv. Die Gerinnungszeit war auf 60 Minuten, die Recalcifikationszeit auf $7^{1}/_{2}$ Minuten, die Prothrombinzeit auf 30 Sekunden verlängert. Fibrinogen, Thrombozytenzahl, Blutungszeit und Kapillarresistenz waren normal. Das Blut des Patienten verhielt sich ebenso wie das der anderen beiden, nur daß es die Prothrombinzeit von Normalblut verlängerte und die hemmende Wirkung bei Anwendung verdünnter Gewebsthrombokinase besonders deutlich war. Die Autoren nahmen an, daß in diesem Fall die Umwandlung von Prothrombin in Thrombin gehemmt wurde. Ob es sich wirklich um eine Antithrombokinase handelte oder aber um einen anderen Hemmkörper der ersten Phase, konnte nicht sicher entschieden werden, jedenfalls war diese Antithrombokinase nicht mit der von *Tocantins* beschriebenen identisch.

Fantl und *Nance* beschrieben 1946 eine 39jährige Frau, welche seit 9 Jahren an Blutungen in die Gelenke und in das subkutane Gewebe litt. Die erste Blutung war 4 Monate nach einer Entbindung aufgetreten. Gerinnungs- und Recalcifikationszeit waren stark verlängert, Prothrombin, Calcium, Fibrinogen, Thrombozytenzahl und die Kapillarteste normal. Thrombokinase aus Kaninchenhirn war auch in großer Verdünnung voll wirksam, während Thrombokinase aus homologem Hirn in einer Verdünnung von 0,006% deutlich geringere Wirksamkeit auf Patientenblut als auf Normalblut ausübte. Dieser Unterschied wurde durch Verlängerung der Inkubationszeit von Plasma und Thrombokinase deutlicher. Die Gerinnung von Normalplasma, dem Patientenplasma oder prothrombinfreies Patientenplasma zugesetzt worden war, war deutlich verzögert. Die Wirkung wurde durch Inkubation verstärkt. Aus diesen Befunden wurde auf das Vorliegen eines spezifischen antithromboplastischen Faktors geschlossen.

Dieter, Spooner und *Pohle* beschrieben 1949 eine 68jährige Frau, bei der 8 Monate nach einem Pemphigus Hämatome im Bereich der Muskel, des Pharynx und der Zunge, Gelenksblutungen, Hämaturie und ein Subduralhämatom im Bereich des Rückenmarkes entstanden. Die Gerinnungs- und Recalcifikationszeit waren verlängert, der Albumin-Globulin-Quotient zugunsten der Globuline verschoben, die Blutungszeit, Thrombozytenzahl, Retraktion, Prothrombin, Fibrinogen und Antithrombin normal. Das Patientenplasma hemmte die Gerinnung von Normalplasma deutlich; Toluidinblau und Protamin beeinflußten die Gerinnung nicht. Die Geschwindigkeit des Zentrifugierens veränderte die Plasmagerinnungszeit nicht. Bei Lagerung am Eis bei 4 Grad durch 24 Stunden, durch 24stündige Dialyse bei Zimmertemperatur und durch Lagerung bei Zimmertemperatur für 4 Stunden ging die Wirkung verloren, während die Aktivität bei 10 Minuten langem Erhitzen auf 61 Grad erhalten blieb. Die Patientin hatte früher niemals Bluttransfusionen bekommen.

Tzanck, Soulier und *Blatrix* beschrieben 1949 zwei weitere Fälle dieser Erkrankung. Bei dem einen handelte es sich um einen 21jährigen familiären Hämophilen mit Gelenksblutungen, Ecchymosen, Hämaturie und Muskelhämatomen, der 1942/43 mehrere Bluttransfusionen erhalten hatte, die wirkungslos waren. Gerinnungs- und Recalcifikationszeit waren stark verlängert, der Prothrombinverbrauch vermindert, Thrombozytenzahl, Retraktion, Prothrombin-, Thrombin- und Antithrombinzeit normal. Im Plasmatauschversuch zeigte sich eine deutliche Hemmwirkung des Patientenplasmas auf Normalplasma. Der zweite Fall betraf einen 68jährigen Mann aus blutungsgesunder Familie, bei dem 6 Monate nach einer Duhring-Brocq'schen Erkrankung, ohne daß der Patient vorher Bluttransfusionen erhalten hatte, eine Hämaturie, Darmblutungen und ein Pharynxhämatom aufgetreten waren. Auch hier waren Gerinnungs- und Recalcifikationszeit stark verlängert, der Prothrombinverbrauch herabgesetzt, Thrombozytenzahl, Retraktion, Fibrinogen, Thrombin-, Prothrombin- und Antithrombinzeit normal. In beiden Fällen fand sich eine hochgradige Vermehrung der γ-Globuline. Bluttransfusionen verschlechterten den Zustand wesentlich. Als wirksam erwies sich die langsame intravenöse Injektion von 50 Einheiten Thrombin in Glykokoll sowie die Infusion von gewaschenen Erythrozyten.

In diese Fälle reiht sich der von uns beschriebene Fall, dessen Untersuchung noch vor Kenntnis dieser ziemlich umfangreichen Literatur unbeeinflußt erfolgte, gut ein. Von den älteren Beobachtungen über das Auftreten von Hemmkörpern bei Hämophilie sind wohl die wenigsten heute noch verwertbar. Erstmalig scheinen *Emile-Weil* (2) und *Broca* eine Hemmung der Gerinnung von Normalplasma durch Hinzufügen von Serum erblicher Hämophiler beschrieben zu haben. Diese Befunde konnten von späteren Untersuchern (*Morawitz* und *Lossen, Nolf*) nicht bestätigt werden und wurden von diesen auf Versuchsfehler zurückgeführt, da *Weil* zu den Tauschversuchen zum Teil bereits sehr gealtertes Plasma verwendete. Später beschrieben *Pickering* und *Gladstone* ebenfalls bei zwei Fällen von Hämophilie eine Hemmung der Gerinnung von Normalblut durch das Patientenblut (1924/25). Die schützende Substanz soll ein Globulin sein, das bei 74 bis 75⁰ koaguliert. Ob es sich bei diesen Untersuchungen vielleicht zufällig um Patienten mit Hemmkörperhämophilie gehandelt hat, läßt sich wohl nicht mehr nachweisen; für die Fälle von *Weil* dürfte diese Annahme wohl unwahrscheinlich sein.

2. Besprechung der Ergebnisse.

Fassen wir die Ergebnisse der Untersuchungen an den bisher bekannten sichergestellten 15 Fällen zusammen, so ergibt sich zunächst, daß von den 15 Patienten 12 Männer und 3 Frauen (*Chargaff, Fantl, Dieter* c. s.) waren. Unter diesen 12 Männern fanden sich 3 erbliche Hämophile (*Lawrence* und *Johnson; Munro* und *Jones;*

Conley c. s.; *Tzanck* c. s.), bei denen sich diese besondere Blutgerinnungsstörung während des Lebens sozusagen zusätzlich ausgebildet hat. Hiezu kommt noch ein Fall von sporadischer Hämophilie *(Craddock, Lawrence)*, bei dem diese Gerinnungsstörung
ebenfalls zusätzlich entstand. *Lamy, Burstein* und *Soulier* scheinen,
ohne dies auszusprechen, der Ansicht zu sein, daß bei ihrem
Patienten diese Form der Gerinnungsstörung von Anbeginn der
Blutungserkrankung, also seit dem zweiten Lebensjahr, bestanden
habe. Das so frühzeitige Auftreten der Blutungserscheinungen,
das Vorhandensein typischer Gelenksveränderungen (siehe S. 92)
und der Hinweis, daß bereits früher zweimal Bluttransfusionen
durchgeführt werden mußten, ohne daß auf die Wirkungslosigkeit
derselben hingewiesen wird, lassen die Annahme wahrscheinlicher
erscheinen, daß es sich bei dem betreffenden Patienten, bei dem
jetzt eine Bluttransfusion als wirkungslos bezeichnet wurde und
ein Hemmkörper festgestellt werden konnte, ebenfalls um eine
sporadische Hämophilie gehandelt habe, die erst nachträglich den
Hemmkörper ausgebildet hatte. Es findet sich also bei 6 von
12 Männern eine schon vorher bestehende familiäre oder sporadische Hämophilie. Das Alter der Patienten liegt zwischen 21 und
68 Jahren. Die Altersverteilung ist aus Tab. 23 zu entnehmen.

Tabelle 23. *Altersverteilung der Patienten mit Hemmkörperhämophilie.*

Alter in Jahren	Anzahl der Fälle
21—30	3
31—40	5
41—50	1
51—60	1
61—70	4
unbekannt	1

Hiebei scheint das 4. Jahrzehnt etwas bevorzugt zu sein. Die ersten
Blutungen sind bei den Patienten mit bestehender sporadischer oder
familiärer Hämophilie bereits in frühester Kindheit aufgetreten. Das
atypische Verhalten hat sich aber erst in der letzten Zeit vor der
Krankenhausaufnahme ausgebildet. Bei den meisten bestand die
Blutungsneigung vor der Erkrankung kürzer als ein Jahr, nur bei
dem Fall von *Lozner* und Mitarbeitern 7 Jahre, bei dem Fall von
Fantl und *Nance* neun Jahre.

Bezüglich der klinischen Symptomatologie sei hervorgehoben,
daß sichere Gelenksblutungen nur bei den 6 Patienten nachweisbar
waren, bei denen eine familiäre oder sporadische Hämophilie bestand sowie bei den Fällen von *Fantl* und *Dieter;* in dem Fall von
Chargaff und *West* fanden sich geringfügige Gelenksveränderungen,

in den übrigen 5 nicht primär hämophilen Fällen waren keine Gelenksblutungen nachweisbar, in einem Fall ist Näheres darüber nicht mitgeteilt. Die übrigen beschriebenen Blutungen entsprechen vollkommen den sonst bei Hämophilie auftretenden. Es sind mehr- minder ausgedehnte subkutane und intramuskuläre Blutungen, sowie Blutungen aus Wunden und in Körperhöhlen, die sich bezüglich Ausdehnung und Art der Blutstillung vollkommen gleich verhalten, wie die Blutungen bei Hämophilie. Bezüglich der Art der Gerinnungsstörung findet sich weitgehende Übereinstimmung. In allen 15 Fällen ist die Gerinnungszeit stark verlängert, in 14 Fällen die Recalcifikationszeit verlängert, bei einem finden sich diesbezüglich keine Angaben. Die Prothrombinzeit wird nur bei dem Fall 2 von *Conley* c. s. als verlängert und bei dem Fall von *Deutsch* als vorübergehend verlängert angegeben, doch läßt sich auch bei diesen beiden Fällen zeigen, daß keine tatsächliche Verminderung des Prothrombins vorliegt. Die Thrombingerinnungszeit ist bei 13 Fällen als normal angegeben, bei 2 Fällen findet sich keine Angabe. Fibrinogen, Calcium, Thrombozytenzahl und Retraktion sind, soweit sich hierüber Angaben finden, normal. Die Blutungszeit wird nur bei dem Patienten von *Lamy* als verlängert angegeben, die Kapillarresistenz wird in allen Fällen, in denen sie untersucht wurde, als normal bezeichnet. In allen Fällen verursacht das Patientenblut schon in verhältnismäßig niederer Konzentration (1 bis höchstens 30%) eine über die Fehler der Methodik deutlich hinausgehende Verzögerung der Gerinnung von Normalblut oder Plasma. Protaminsulfat, Salmin oder Toluidinblau wird in 9 Fällen als völlig wirkungslos bezeichnet, *Chargaff* und *West* sowie *Deutsch* fanden bei ihren Fällen eine geringfügige Verkürzung, die bei dem Fall von *Deutsch* nicht über die Verkürzung hinausging, die er bei Fällen von typischer Hämophilie unter denselben Versuchsbedingungen beobachten konnte. *Chargaff* und *West* weisen auf die Unmöglichkeit der Erklärung dieser Beobachtung hin, während *Deutsch* (siehe S. 55) der Ansicht ist, daß einerseits die Protamine und Histone infolge ihrer hohen Alkalidität sich mit den sauren Valenzen der Globuline zu Komplexen verbinden und so diese und mit ihnen den Hemmkörper, der als Globulin aufgefaßt wird, zum Teil ausfällen, anderseits in jedem Blut eine geringe Menge Heparin vorhanden ist, die unter normalen Bedingungen für den Gerinnungsverlauf keine Bedeutung hat, bei Patienten mit hochgradig verminderter aktiver Thrombokinase (Hämophilie, Hemmkörperhämophilie) jedoch bereits eine beträchtliche Wirkung entfalten kann. Daher wird sich die Beseitigung auch der kleinen physiologischen Heparinmenge bei diesen Patienten im Protaminsulfatversuch auswirken können. Der Prothrombinverbrauch bei der Gerinnung wurde nur in 4 Fällen untersucht (*Quick* und *Stefanini, Deutsch, Tzanck*) und bei allen beträchtlich herabgesetzt gefunden. Präcipitine gegen das antihämophile Globulin oder gegen Normalplasma wurden nur in den 2 Fällen von *Craddock* und *Lawrence* gefunden, im Fall von *Conley* jedoch nicht. Die übrigen Fälle wurden nicht diesbezüglich untersucht.

Eine ausführliche chemische Untersuchung des Hemmkörpers bzw. der hemmenden Fraktion wurde nicht bei allen Fällen durchgeführt, soweit sich jedoch diesbezüglich Angaben finden, wurde gute Übereinstimmung erzielt. In 9 Fällen wurde der Einfluß der Temperatur auf die Hemmkörperaktivität geprüft und überall Thermostabilität festgestellt. Auch die Widerstandsfähigkeit gegen Lagerung wurde als hoch angegeben (bis zu 2 Monaten am Eis), nur im Fall von *Dieter* c. s. nicht. In 9 Fällen wurde der Hemmkörper als nicht dialysierbar (*Lozner* c. s., *Lawrence* c. s., *Munro, Conley* c. s., *Deutsch, Dieter* c. s.), einmal als nicht ultrafiltrierbar (*Lozner* c. s.) bezeichnet. In 6 Fällen wurde der Beweis erbracht, daß der Hemmkörper die Globulinfraktion begleitet (*Lozner, Lawrence, Munro, Deutsch, Tzanck*). Die Hemmkörperaktivität war sehr widerstandsfähig gegen pH-Änderungen (*Munro*). Gegenteilige Angaben wurden nicht gemacht. Bezüglich dieser Hinweise sei auch auf die Zusammenstellung in Tab. 22 (am Schluß des Bandes) verwiesen.

Alle Autoren sind sich darüber einig, daß der beschriebene Hemmkörper mit Heparin oder Antithrombin nicht identisch ist. *Munro* und *Jones* nahmen ursprünglich an, daß der Hemmkörper mit dem Anticephalin von *Tocantins* identisch sei, widerrufen aber später (*Munro*) diese Meinung. Eine Identität mit diesem ist auf Grund der chemischen Eigenschaften nicht möglich. Während *Lozner* und Mitarbeiter sowie *Chargaff* und *West* sich nicht näher über den vermutlichen Wirkungsmechanismus des Hemmkörpers äußern, so stimmen die übrigen Autoren darin überein, daß dem Hemmkörper eine gegen die Thrombokinase gerichtete Aktivität zukommen müsse. Bezüglich der genaueren Definition dieser sowie des Angriffspunktes bestehen noch weitgehende Differenzen. Immerhin hat man den Eindruck, daß der Wirkungsmechanismus bei allen beschriebenen Fällen in irgendeiner Form gegen die Thrombokinase gerichtet sei. Bei allen Fällen, mit Ausnahme des Falles 2 von *Conley* und des Falles von *Fantl*, in denen es den Anschein hat, als ob der Hemmkörper in die erste Phase der Blutgerinnung eingreift, indem er die Umwandlung des Prothrombins in das Thrombin hemmt, dürfte der Angriffspunkt in der Vorphase der Gerinnung zu suchen sein. *Conley* meint, daß in seinem Fall 2 der Hemmkörper eventuell gegen die Gewebsthrombokinase gerichtet sein könnte, aber, falls er eine Antithrombokinase darstellt, nicht identisch ist mit dem Anticephalin von *Tocantins*. *Fantl* und *Nance* beschreiben, daß die Hemmkörperwirkung in ihrem Fall gegen Menschenhirnthrombokinase gerichtet ist, nicht aber gegen Kaninchenhirnthrombokinase. Es scheint hier eine besondere Wirkungsspezifität zu bestehen. *Lamy* und Mitarbeiter finden ihren Hemmkörper als wirkungslos gegen Gewebsthrombokinase, während er spezifisch gegen Thrombozyten- und Plasmathrombokinase gerichtet sei, nach *Quick* und *Stefanini* wird die Umwandlung des Plasmathromboplastinogens in das aktive Thromboplastin gehemmt. Nach seiner Anschauung über den Ablauf der Vorphase der Gerinnung müßte es sich also um einen Hemmkörper des Plättchenfaktors handeln. *Deutsch* meint ebenfalls, daß die Wirkung des Hemmkörpers spezifisch gegen die Thrombozytenthrombokinase selbst oder gegen ihre Aktivierung gerichtet ist, während er glaubt, eine Beeinflussung eines möglichen Thrombozytolysins ausschließen zu können, da die Hemmkörperwirkung auch nach mechanischer Zerstörung der Thrombozyten nachweisbar bleibt. Wenn der Hemmkörper in sehr hoher Konzentration auftritt und die Gewebsthrombokinase wenig aktiv ist, so scheint nach seiner Ansicht eine Mithemmung dieser möglich zu sein. Auch *Conley* konnte für seinen Fall 1 und 3 mit der sehr überzeugenden Silicontechnik an sicher thrombozytenfreiem Plasma zeigen, daß keine Hemmwirkung auch gegen stark verdünnte Gewebsthrombokinase besteht und meint, daß die Aktivierung der Thrombozytenthrombokinase gehemmt wird. *Craddock* und *Lawrence* konnten an ihren beiden Fällen zeigen, daß eine Wechselwirkung zwischen antihämophilem Globulin und Hemmkörper nach Art einer Antigen-Antikörper-Reaktion besteht. Sie konnten auch eine Präcipitation zwischen Hemmkörper und antihämophilem Globulin oder Normalplasma nachweisen, was *Conley* und Mitarbeiter bei ihrem Fall 3 nicht bestätigen konnten. *Lamy*, welcher ebenfalls Gelegenheit hatte, die Wirkung der Fraktion I nach *Cohn* zu untersuchen, konnte keine Wechselwirkung feststellen. Immerhin scheint man heute als ziemlich gesichert annehmen zu können, daß der Angriffspunkt dieses Hemmkörpers in der Vorphase der Blutgerinnung zu suchen ist. Daß eine genaue Definition dieses Angriffspunktes heute noch nicht möglich ist, ist weiter nicht verwunderlich, wenn man bedenkt, wie wenig über den normalen Ablauf der Vorphase und die daran beteiligten Faktoren bekannt ist.

Hier erscheint es erforderlich, nochmals kurz auf die S. 36 in der Gruppe der „hämophilieähnlichen Erkrankungen bei Frauen" nach *Quick* zusammengefaßten Fälle einzugehen. Bei den erwähnten

4 Fällen (*Madison* und *Quick, Loveman, Hewlett* und *Haden*) ist die Anamnese den von uns der Hemmkörperhämophilie zugeordneten weiblichen Krankheitsfällen sehr ähnlich. In allen 4 Fällen ist die Blutungsneigung ebenfalls etwa ein halbes bis ein Jahr nach einer normalen Entbindung aufgetreten. Auch der Blutungscharakter mit Haut-, Muskel-, Schleimhautblutungen (insbesondere Pharynx), Hämaturie und nur ganz vereinzelten Gelenksblutungen ist der Hemmkörperhämophilie sehr ähnlich. Bei der Untersuchung der Gerinnungsstörung finden sich jedoch charakteristische Unterschiede. Die Gerinnungszeit war bei allen 4 Fällen stark verlängert; die Recalcifikationszeit zweimal stark verlängert, einmal normal und einmal nicht untersucht. Blutungszeit, Thrombozytenzahl, Retraktion, Calcium und Fibrinogen waren, soweit untersucht, normal, der Stautest einmal leicht positiv, die Prothrombinzeit in einem Fall von *Hewlett* von 15 auf 19 Sekunden verlängert. Bei beiden Fällen von *Hewlett* und *Haden* wird gezeigt, daß die Gerinnungsstörung durch Zugabe von Normalplasma aufgehoben wird, von hämophilem Plasma jedoch nicht, woraus abgeleitet werden kann, daß es sich hier sicher nicht um Patienten mit Hemmkörperhämophilie gehandelt haben kann. Die fehlende Wirkung von hämophilem Plasma würde dafür sprechen, daß bei diesen beiden Frauen wie bei einer echten Hämophilie das antihämophile Globulin fehlt. Bei den Fällen von *Madison* und *Quick* (sowie von *Loveman*) ist jedoch ein Tauschversuch nicht vorgenommen worden, so daß das Vorliegen eines Hemmkörpers nicht sicher ausgeschlossen werden kann. Bezüglich des Falles von *Joules* und *McFarlane,* der in seiner Gerinnungsstörung eine gewisse Ähnlichkeit mit diesen Fällen aufweist, da auch hier die Gerinnungsstörung durch normales Plasma aufgehoben werden konnte, nicht aber durch hämophiles, kann als sicher angenommen werden, daß kein Hemmkörper vorgelegen hat. Hingegen bestand — ähnlich wie auch bei dem Fall 2 von *Hewlett* — eine zumindest scheinbare Hypoprothrombinämie, da die Gerinnungsstörung durch Thrombokinase (bei *Joules* durch Viperngift) nicht vollkommen aufgehoben werden konnte. Hier müßte man einen zusätzlichen Mangel von Prothrombin oder Faktor V annehmen. Ob dieser letzte Fall in die Gruppe der „hämophilieähnlichen Erkrankungen bei der Frau" nach *Quick* eingeordnet werden kann, muß also dahingestellt bleiben.

3. Die Ursachen der Hemmkörperbildung.

Bezüglich der Ursache der Bildung des Hemmkörpers sind wir einstweilen nur auf Vermutungen angewiesen. Es ist aber immerhin sehr auffällig, daß bei 9 von 15 Patienten die Erkrankung nach sensibilisierenden Vorgängen, nämlich bei 7 Männern nach Bluttransfusionen und bei 2 Frauen kurze Zeit nach Schwangerschaften aufgetreten ist, so daß die Annahme, daß es sich hier um eine Antikörperbildung gegen von außen zugeführte Thrombokinase oder gegen das antihämophile Globulin handelt, einige Wahrscheinlichkeit für sich hat. Am leichtesten ist es vorstellbar, daß es bei Patienten mit einer erblichen oder sporadischen Hämophilie zur Ausbildung eines Antikörpers gegen das antihämophile Globulin kommt, da dieses von den betreffenden Patienten selbst nicht gebildet werden kann und daher für diese Patienten gleichsam ein körperfremdes Eiweiß darstellt. Für diese Anschauung spricht auch die Tatsache, daß der Hemmkörper bisher nur bei solchen Hämophilen gefunden wurde, die mit Transfusionen von Vollblut oder Plasma oder mit Injektionen von antihämophilem Globulin behandelt wurden, daß bei solchen Patienten nach häufiger Wiederholung der Injektion die Hemmkörperaktivität noch weiter ansteigt und sich das Allgemeinbefinden verschlechtert, während nach Aussetzen der Transfusionen der Hemmkörpertiter zurückgeht und mitunter völlig schwinden kann. In gleichem Sinne spricht auch, daß der Hemmkörper die γ-Globuline begleitet, die auch die Träger der Immunkörperfunktion sind, daß eine Präcipitationsreaktion nachgewiesen werden konnte, sowie die Beobachtung, daß Inkubation des Hemmkörpers mit antihämophilem Globulin dieses für ein typisches hämophiles Blut wirkungslos macht. Schwieriger ist die Erklärung bei den primär nicht hämophilen Patienten. Für diese ist es aber nicht erwiesen, daß der Hemmkörper gegen das antihämophile Globulin gerichtet ist — es wurde allerdings auch die Präcipitation bei diesen Fällen nicht durchgeführt —, sondern er könnte ebensogut gegen die aktivierte Thrombinase selbst gerichtet sein. Schon *Feissly* (5) hat auf den Antigencharakter der Thrombokinase hingewiesen. Die große Wirkungsspezifität, die einmal anscheinend nur gegen Thrombozytenthrombokinase, einmal gegen Gewebsthrombokinase überhaupt, einmal gegen Menschenhirn- und nicht gegen Kaninchenhirnthrombokinase gerichtet ist, scheint eine Stütze dieser Anschauung zu sein. Auch würde dies die im vorigen Absatz aufgezeigten Differenzen in der Wirkungsweise in Abhängigkeit von dem Sensibilisierungsvorgang leicht erklären. Die grobe chemische Gleichheit der Hemmkörper spricht nicht gegen diese Annahme, da alle Antikörper trotz ihrer spezifischen Wirksamkeit derselben Körperklasse angehören. Auch das Intervall, das zwischen sensibilisierendem Vorgang und den ersten Krankheitserscheinungen liegt, spricht für einen anaphylaktischen Vorgang. Im besonderen möchten wir bei dem von uns beobachteten Patienten annehmen, daß die ungefähr ein Jahr vor den ersten Erscheinungen erfolgte Bluttransfusion im Sinne einer Sensibilisierung gewirkt hat. Als Antigen müßte die zugeführte Thrombozytenthrombokinase gelten. Diese Annahme stützt sich einerseits auf die geschilderten chemischen Eigenschaften, insbesondere auf die Zugehörigkeit des Hemmkörpers zu den γ-Globulinen, anderseits auch darauf, daß die Konzentration dieses Hemmkörpers ziemlich beträchtlich schwankte und mit dem Darniederliegen aller Funktionen in den letzten Tagen vor dem Tod ganz verschwand. Auch die Proliferation des RES. bei unserem Fall spricht vielleicht für diese Annahme, da das RES. eine sehr wichtige Rolle beim Ablauf allergischer Reaktionen und bei der Bildung der Immunglobuline spielt. Auch die Beobachtung, daß bei unserem Patienten mit Verschlechterung der Blutungsneigung auch immer gleichzeitig Attacken des Gelenksrheumatismus einhergingen, könnte vielleicht im Sinne des Ablaufes allergischer Vorgänge sprechen. Vielleicht kann man im gleichen Sinne auch die Tatsache deuten, daß diese Erkrankung erst jetzt so häufig und besonders in Amerika zur Beobachtung kommt, seitdem die Bluttransfusionen eine so verbreitete Anwendung gefunden haben. Jedenfalls mahnt diese Beobachtung sehr zur Vorsicht bei der Vornahme von Bluttransfusionen vor allem bei Hämophilen. Man wird wieder eine strengere Indikationsstellung für die Durchführung einer Transfusion fordern müssen und sollte sie zumindest bei Hämophilen nur dann anwenden, wenn sie lebensrettend ist. Von einer rein vorbeugenden Anwendung besonders des antihämophilen Globulins, die schon vielfach als eine gefahrlose Dauerbehandlung der Hämophilie angesehen wurde, die den Patienten zu einem in bezug auf seine Gerinnung vollwertigen Menschen macht und sein Leben normalisiert, ist einstweilen unter diesen Umständen dringend abzuraten.

Es ist ferner sehr auffällig, daß von 6 Patienten, bei denen Bluttransfusionen oder andere allergisierende Prozesse nicht nachgewiesen werden konnten, 2 knapp vorher an Pemphigus vulgaris und einer an einer Dermatitis herpetiformis Duhring-Brocq erkrankt war. Über die Ätiologie dieser beiden Erkrankungen ist noch nicht viel Sicheres bekannt, doch wird vielfach die Ansicht vertreten, daß beide Erkrankungen in dieselbe Krankheitsgruppe gehören (*Fuhs-Kumer*). Für beide Erkrankungen dürften weitgehende Veränderungen im Eiweißspektrum, insbesondere in den γ-Globulinen charakteristisch sein. Es ist die Vermutung nicht von der Hand zu weisen, daß zwischen den durch den Pemphigus bedingten Eiweißveränderungen und der nachfolgenden Gerinnungsstörung irgendwelche Beziehungen bestehen, wenn auch über den genaueren Mechanismus keine Aussagen gemacht werden können.

VII. Das Krankheitsbild der Hemmkörperhämophilie.

Wie im vorangegangenen Abschnitt gezeigt werden konnte, kommt unserem und den übrigen in der Literatur beschriebenen Fällen eine weitgehende Gleichheit in der klinischen Symptomatologie, in der Art der Gerinnungsstörung, in den chemischen Eigenschaften des Hemmkörpers sowie in seinem Angriffspunkt im Gerinnungssystem zu. Daß in den einzelnen Details gewisse Differenzen bestehen, mag hier nicht von besonderer Bedeutung sein, da uns über die Physiologie der Vorphase der Gerinnung noch sehr wenig Sicheres bekannt ist, so daß natürlich auch für die Deutung pathologischer Veränderungen und für die Einordnung die entsprechenden Grundlagen fehlen. Die angeführten Tatsachen geben aber dennoch wohl die Berechtigung, hier von einem umschriebenen Krankheitsbild zu sprechen, das bisher nicht als nosologische Einheit beschrieben wurde. Wir möchten für diese Erkrankung die Bezeichnung *Hemmkörperhämophilie* vorschlagen. Wir halten diesen Namen sowohl aus klinischen wie aus gerinnungsphysiologischen Gründen für berechtigt. In klinischer Hinsicht sind die charakteristischen subkutanen, intramuskulären und Schleimhautblutungen ohne nachweisbare Gefäßschädigung, die nicht spontan, sondern nur nach Mikrotraumen auftreten, weitgehend ähnlich den Blutungen bei Hämophilie. Auch die Art der Blutstillung, die Neigung zu Nachblutungen, die Art der Bildung des Gerinnsels und das Verhalten der einzelnen Gerinnungskriterien sind genau dieselben wie bei der typischen Hämophilie. Hier und dort ist es ein Mangel an aktiver Thrombokinase, der zu der Gerinnungsstörung Anlaß gibt, wenn auch die Ursache dieses Mangels eine verschiedene ist. Nur im Plasmatauschversuch kann der Unterschied demonstriert werden. Die Feststellung, daß das Leiden nicht erblich ist, dürfte kein Gegenargument gegen die Namensgebung bilden, da ja auch die nicht erbliche sporadische Hämophilie auf Grund ihrer klinischen Symptomatologie und ihrer charakteristischen Blutgerinnungsstörung ohne weiteres trotzdem als Hämophilie bezeichnet wird.

1. Klinische Symptomatologie.

Im Vordergrund der klinischen Symptomatologie steht die Blutungsneigung. Es kommt zu flächenhaften Blutungen unter die Haut oder in die Muskulatur, die ebenso wie bei den typischen Blutern im Vergleich zu den auslösenden Traumen ganz gewaltige Ausmaße annehmen können. Gelenksblutungen scheinen nicht zum Bild der reinen Hemmkörperhämophilie zu gehören oder zumindest

selten zu sein, wohl aber Nasen-, Zahnfleisch-, Nieren- und Darmblutungen. Die Blutungen treten nie ohne äußeren Anlaß auf, wenn
auch die Traumen oft so gering sind, daß sie gar nicht als solche
wahrgenommen werden. Echte Spontanblutungen gibt es auch hier
nicht. Die Erkrankung tritt bei beiden Geschlechtern auf, wurde
bisher niemals in der Kindheit beobachtet, sondern hat die erste Manifestation nach dem 20. Lebensjahr, befällt aber auch noch wesentlich ältere Personen. In jenen Fällen, in denen die Hemmkörperhämophilie als Zweiterkrankung bei einer bestehenden Hämophilie
auftritt, bleibt der Blutungscharakter unverändert oder wird noch
schwerer. Als neues Symptom kommt hinzu, daß Bluttransfusionen
wie Injektionen von antihämophilem Globulin immer kürzer wirken
und schließlich ihre Wirkung ganz verlieren oder den Zustand sogar
noch verschlechtern. Bei diesen Fällen finden sich gewöhnlich auch
mehr oder minder ausgeprägte Gelenksveränderungen, die bei Patienten mit reiner Hemmkörperhämophilie zu fehlen pflegen. Es ist
bei diesen Kranken oft schwierig, den Beginn der Zweiterkrankung
festzustellen. Meist wird er an der Wirkungslosigkeit der Bluttransfusionen erkannt. Im allgemeinen liegt der Beginn bei den bisher
beschriebenen Kranken erst wenige Monate, in einem Fall bereits
7, in einem anderen 9 Jahre zurück *(Lozner, Fantl),* doch scheint
nur ein Fall nach Stellung der Diagnose durch mehrere Jahre ver-
folgt worden zu sein *(Lawrence* und *Johnson)*. Bei diesem letzteren
hat die Schwere der Erkrankung wiederholt in Abhängigkeit von den
erhaltenen Bluttransfusionen geschwankt. Auch bei unserem Patienten waren gewisse Schwankungen der Hemmkörperaktivität zu beobachten. Sie war im Zeitpunkt der ersten Blutung am höchsten,
hielt sich dann auf gleicher Höhe durch mehrere Monate, um knapp
vor dem Tod fast völlig zu verschwinden.

Die Blutsenkung ist meist erhöht, es besteht zumindest während
und nach der Blutungsperiode eine Leukozytose mit Linksverschie-
bung, eine mehr oder minder stark ausgeprägte Anämie, welche
normochrom bis hypochrom ist. Im Sternalpunktat finden sich zu
diesem Zeitpunkt die Zeichen lebhafter Regeneration wie auch sonst
bei Anämien. Veränderungen an den Megakaryozyten konnten nicht
beobachtet werden. Das Gesamteiweiß im Blut ist meist nicht verändert, wohl aber ist das Eiweißspektrum im Sinne einer oft sehr
ausgeprägten Globulinvermehrung verschoben. Der Reststickstoff ist
nicht erhöht. Von den Eiweißflockungsproben sind Takata, Thymol,
Cholesteroltest meist negativ, das Weltmannsche Koagulationsband
ist infolge der Veränderung des Eiweißspektrums verkürzt. Die in
einzelnen Fällen *(Lozner, Conley)* beschriebene positive Wassermannsche Reaktion muß nicht eine luetische Affektion beweisen,

sondern könnte durch die Veränderungen im Eiweißspektrum bedingt sein.

2. Die Gerinnungsstörung.

Im Vordergrund steht die deutliche bis hochgradige Verlängerung der Gerinnungszeit. Die höchsten Werte werden bei den Patienten mit gleichzeitiger echter Hämophilie gefunden. Es kommt auch hier in einem zur Gerinnung in einer Eprouvette abgenommenem Blut zunächst zum schnellen Absinken der Erythrozyten und zu getrennter Gerinnung des überstehenden Plasmas (sogenannte plasmatische Gerinnung nach *Weil*). Die Zeit zwischen dem Auftreten des ersten Fibrinfadens und der vollständigen Gerinnung ist besonders verlängert, so daß meist die Verzögerung des Gerinnungsbeginnes weniger ausgeprägt ist als die Verzögerung des Gerinnungsendes. Das Gerinnsel ist zunächst brüchig und geschichtet, da die Gerinnung auch hier in Schüben zu erfolgen scheint, wie dies oft für die Hämophilie beschrieben wurde, schließlich aber entsteht ein festes Gerinnsel, das sich gut retrahiert und klares Serum auspreßt. Parallel mit der Gerinnungszeit ist auch die Recalcifikationszeit verlängert. Sie wird durch künstliche Veränderung der Thrombozytenzahl stark beeinflußt, Zerstörung der Thrombozyten kann sie verkürzen. Die übrigen Gerinnungsfaktoren sind jedoch normal. So ist das Prothrombin in normaler Menge vorhanden, die Prothrombinzeit normal. Die Prothrombinumwandlungszeit ist nicht verändert (mit Ausnahme des einen Falles von *Conley* c. s.), der Prothrombinverbrauch während der Gerinnung wie bei der Hämophilie auf etwa 20% von sonst 80 bis 90% herabgesetzt. Die Thrombingerinnungszeit ist normal. Calcium, Fibrinogen, Thrombozytenzahl sind normal. Dementsprechend ist auch die Blutungszeit normal. Doch besteht auch hier wie bei der echten Hämophilie die Neigung zum Auftreten von lang dauernden Nachblutungen, wenn nach Blutungsabschluß wieder auf die Stichstelle gedrückt wird. Es ist also die Festigkeit des Wundverschlusses beeinträchtigt, da das Gerinnsel infolge des Fehlens der Mitbeteiligung der Thrombozytenthrombokinase nicht fest genug wird. Die Tests für die Kapillarresistenz zeigen ein normales Verhalten. Antithrombin, Heparin und Anticephalin nach *Tocantins* sind nicht vermehrt. Dementsprechend kann die Gerinnungsstörung nicht durch Protaminsulfat, Toluidinblau usw. beseitigt werden, wenn auch unter Umständen eine gewisse Besserung beobachtet werden kann.

Alle bisher aufgezählten Veränderungen finden sich in gleicher Weise bei der Hämophilie. Das Charakteristikum der Gerinnungsstörung der Hemmkörperhämophilie ist der Ausfall des Plasmatauschversuches, bei dem schon eine ganz geringe Menge des Patientenblutes die Gerinnung des Normalblutes weit über die Fehlergrenze der Methodik hinaus hemmt. Zur Anstellung des Plasmatauschversuches geht man folgendermaßen vor: Man entnimmt mit einer reinen Injektionsspritze, die 14 ccm Ammonoxalat (5 ccm 2% Ammonoxalat auf 100 ccm physiologischer Kochsalzlösung) enthält aus der Vene 6 ccm Blut, mischt gut durch und zentrifugiert 15 Minuten bei mittlerer Umdrehungszahl. Gleichzeitig entnimmt man bei einem Blutungsnormalen ebensoviel Blut und zentrifugiert in gleicher Weise. Dann stellt man 11 kleine Reagensgläser auf (10 mm innere Lichte, 100 mm Höhe) und füllt diese wie angegeben:

| Patientenplasma: | 2,0 | 1,9 | 1,8 | 1,6 | 1,4 | 1,0 | 0,6 | 0,4 | 0,2 | 0,1 | 0,0 ccm |
| Normalplasma: | 0,0 | 0,1 | 0,2 | 0,4 | 0,6 | 1,0 | 1,4 | 1,6 | 1,8 | 1,9 | 2,0 ccm |

und recalcifiziert eines nach dem anderen mit 0,2 ccm einer Calciumchloridlösung, welche 3,6 mg Calciumionen im Kubikzentimeter enthält und bestimmt mit einer Stoppuhr die Recalcifikationszeiten. Bei einiger Übung kann man mehrere der Röhrchen gleichzeitig recalcifizieren und beobachten; sonst ist es vorzuziehen, mit jedem die Bestimmung einzeln durchzuführen. Bei ausgeprägten Fällen ist schon in den Proben mit 0,1 und 0,2 ccm Patientenplasma eine deutliche Verlängerung der Recalcifikationszeit nachweisbar. Von *Craddock und Lawrence* wird für Fälle mit nur wenig ausgebildeter Hemmkörperwirkung eine Modifikation dieses Testes angegeben. Diese Autoren verwenden dann genau gleichzeitig aus der Vene von Patient und Normalfall entnommenes frisches Blut und mischen dieses ohne Zugabe von Oxalat bzw. Calciumchlorid nativ und bestimmen die Gerinnungszeit. Diese Probe soll empfindlicher sein, scheint uns aber eine große Anzahl von Fehlerquellen zu enthalten. Es ist jedenfalls sehr schnelles Arbeiten notwendig. Der Plasmatauschversuch sollte als Routinemethode bei jeder kompletten Gerinnungsanalyse durchgeführt werden.

3. Das Wesen der Gerinnungsstörung.

Dieses ist im Mangel an aktiver Thrombokinase zu suchen. Ein solcher Mangel verursacht die verzögerte Thrombinbildung und mit dieser die verlangsamte Gerinnung. Der Mangel ist nicht auf eine tatsächliche Verminderung der Thrombokinase, sondern auf Blockade durch einen Hemmkörper zurückzuführen. Dieser Hemmkörper ist, wie übereinstimmend gezeigt werden konnte, bei den typischen Fällen gegen die Wirkung oder Aktivierung der Thrombozytenthrombokinase gerichtet. Sein Angriffspunkt ist daher in der Vorphase der Gerinnung zu suchen. Hier dürfte er zumindest in einem Teil der Fälle gegen das antihämophile Globulin gerichtet sein. In diesen Fällen kann Inaktivierung des antihämophilen Globulins in vitro sowie Präzipitinbildung gegen dieses nachgewiesen werden. Viel seltener ist die Wirkung gegen Gewebsthrombokinase gerichtet. Dann besteht meist insoferne weitgehende Spezifität, als Thrombokinase, die aus Organen einer bestimmten Species gewonnen wurde, gehemmt wird, während Thrombokinase aus Organen einer anderen Species voll wirksam sein kann. Dieses Verhalten stellt einen neuen Beweis für die chemische Differenz der einzelnen Thrombokinasen dar, aber auch für eine Antigen-Antikörper-Reaktion bei der Bildung des Hemmkörpers. Nach den verschiedenen Entstehungsweisen und Angriffspunkten des Hemmkörpers in den bisher beschriebenen Fällen kann man einstweilen folgende drei Untergruppen unterscheiden:

1. Fälle, in denen der Hemmkörper gegen das antihämophile Globulin gerichtet ist und die erste Stufe der Vorphase gehemmt wird;

2. Fälle, in denen der Hemmkörper gegen die Thrombozytenthrombokinase gerichtet ist und die 2. Stufe der Vorphase hemmt und

3. Fälle, in denen der Hemmkörper gegen Gewebsthrombokinase gerichtet ist. Diese verhalten sich gerinnungsmäßig insofern abweichend, als hier die Prothrombinzeit und die Prothrombinumwandlungzeit verlängert sind.

4. Die Ätiologie.

Hinsichtlich der Ätiologie dürften sensibilisierende Prozesse eine Rolle spielen. Hiefür zeugt die hochgradige Wirkungsspezifität des Hemmkörpers, der in den meisten Fällen nur gegen die Thrombozytenthrombokinase oder nur gegen die Gewebsthrombokinase einer bestimmten Species gerichtet ist. Im gleichen Sinne spricht das Auftreten des Hemmkörpers in bzw. die Mitfällung mit der γ-Globulinfraktion bei gleichzeitiger mengenmäßiger Vermehrung derselben, das Auftreten bzw. Wechseln der Aktivität in Abhängigkeit von Bluttransfusionen oder Injektionen von antihämophilem Globulin, wie dies besonders schön in den Fällen von *Craddock* und *Lawrence* zu sehen ist, sowie das Auftreten von Präzipitinen gegen das antihämophile Globulin. Als sensibilisierenden Vorgang muß man wohl Bluttransfusionen und Schwangerschaften bei entsprechend disponierten Individuen annehmen. Nur bei fünf Fällen konnte anamnestisch kein derartiger Vorgang nachgewiesen werden, bei einem Fall fand sich keine entsprechende Angabe. In jenen Fällen, in denen es sich um Zweiterkrankung primär hämophiler Patienten handelt, ist der Vorgang relativ leicht verständlich. Man muß annehmen, daß bei diesen Patienten das antihämophile Globulin, welches diese Individuen nicht selbst zu bilden imstande sind, wie ein artfremdes Eiweiß wirkt. Bei den nicht hämophilen Patienten und bei dem Auftreten im Anschluß an eine Schwangerschaft, ist die Erklärung schwieriger. Eine diaplacentare Sensibilisierung der Mutter durch Thrombokinase des Kindes erscheint nach den Untersuchungen von *Levine* durchaus möglich. Bei den Fällen, die nach Bluttransfusionen aufgetreten sind und bei denen der Hemmkörper nicht gegen das antihämophile Globulin gerichtet war, dürfte die Thrombokinase des Spenders das Antigen darstellen. *Feissly* (5) hat gezeigt, daß Thrombokinase Antigencharakter besitzen kann. Hier muß man allerdings eine besondere Disposition annehmen, über deren Ursache einstweilen nichts Näheres bekannt ist. Bei den übrigen Fällen, bei denen weder eine Bluttransfusion noch eine Schwangerschaft nachgewiesen werden kann, ist eine Erklärung derzeit unmöglich, es sei denn, man nimmt eine Autosensibilisierung an. Auf die noch vollkommen unklare Rolle vorher durchgemachter pemphigusartiger Erkrankungen wurde S. 91 kurz hingewiesen. Im Sinne atypischer Sensibilisierungsvorgänge spricht auch die Tatsache, daß sich die Hemmkörperhämophilie in einem signifikant höheren Prozentsatz bei primär hämophilen Patienten als bei anderen Patienten nach Bluttransfusionen entwickelt und daß bisher noch kein Fall von Hemmkörperhämophilie bei Kindern beobachtet wurde.

5. Differentialdiagnose.

Differentialdiagnostisch muß die Hemmkörperhämophilie gegen alle übrigen hämorrhagischen Diathesen abgegrenzt werden. In erster Linie wird man sie von der familiären und sporadischen Hämophilie, dann aber auch von der Parahämophilie, welche alle in den klinischen Symptomen große Ähnlichkeit aufweisen, abgrenzen müssen. Besonders sorgfältig muß bei Frauen die Abgrenzung gegen die „hämophilieähnliche Erkrankung der Frauen" nach *Quick* erfolgen, die auch anamnestisch die größte Ähnlichkeit mit der Hemmkörperhämophilie aufweist. Die Entscheidung wird auch hier aus dem Ausfall des Plasmatauschversuches getroffen. Von den Erkrankungen, die eventuell zu einem positiven Ausfall des Plasmatauschversuches führen können, ist die Vermehrung des Heparins bzw. heparinähnlicher Substanzen bei Schock, bei Wirkung jonisierender Strahlungen und nach Behandlung mit N-Lost durch die prompte Wirkung von Protaminen und Toluidinblau auszuschließen. Die Gerinnungsstörung durch Dysproteinämie bei Myelomen, bei

welcher durch Schutzkolloidwirkung die normale Ausfällung des
Fibrins verhindert wird, unterscheidet sich durch das Fehlen der
Retraktion, den mikroskopischen Nachweis des Fehlens richtiger
Fibrinfäden und durch den Ausfall der Thrombingerinnungszeit,
welche verlängert ist. Erst in zweiter Linie werden die Pseudohämophilie
und die übrigen Formen der Thrombastenien und Thrombopenien in
Erwägung zu ziehen sein. Die Entscheidung besonders gegenüber
den erstgenannten Erkrankungen wird aber nicht die klinische
Symptomatologie, sondern die Analyse der Blutgerinnungsstörung
bringen. Hier ist es der Ausfall des Tauschversuches, der die Diagnose
zu stellen erlaubt, da keine andere bisher bekannte hämorrhagische
Diathese einen gleichen Ausfall ermöglicht. In allen anderen Punkten der
Blutgerinnungsanalyse findet sich völlige Übereinstimmung mit den
Befunden der typischen Hämophilie. Die Parahämophilie unterschei-
det sich von dem in Frage stehenden Krankheitsbild — abgesehen vom
Ausfall des Tauschversuches — durch eine scheinbare Verlängerung
der Prothrombinzeit, die durch Hinzugabe von Faktor V oder von
frischem prothrombinfreiem Plasma normalisiert werden kann. Der
Unterschied gegenüber der Fibrinogenopenie ist durch den normalen
Ausfall der Fibrinogenbestimmung, gegenüber den Hypoprothrombin-
ämien durch den Ausfall der Prothrombinbestimmung gegeben. Die
Analyse der Pseudohämophilie ergibt schon viel grundlegendere Unterschiede. Schon in klinischer Hinsicht findet man bei dieser Erkrankung in den spontan auftretenden Blutungen ein charakteristisches
Merkmal. Außerdem ist die Gerinnungszeit normal, die Blutungszeit
jedoch hochgradig verlängert. Bei den übrigen Formen der
Thrombopathien finden sich eine Verminderung oder zumindest eine
Funktionsänderung der Thrombozyten bei normaler Gerinnungszeit
und verlängerter Blutungszeit und Zeichen verminderter Capillarresistenz. Wie diese Ausführungen zeigen, ist die Differentialdiagnose,
die aus den klinischen Symptomen allein nahezu unmöglich ist, aus
der Gerinnungsanalyse einfach und die Stellung der Diagnose leicht.

6. Verlauf, Prognose, Therapie.

Bezüglich des Verlaufes ist noch verhältnismäßig wenig bekannt,
da die einzelnen Fälle nur kurz beobachtet werden konnten. Bei den
primär hämophilen Patienten wechselt die Hemmkörperaktivität insoferne, als sie nach längerem Zurückliegen der Bluttransfusionen
sich vermindern oder sogar verschwinden kann, nach neuerlichen
Transfusionen jedoch wieder auftritt. (*Craddock* und *Lawrence*).
Die Gerinnungsstörung kann die Blutungen bei primär Hämophilen
noch wesentlich erschweren, kann aber auch bei primär hemmkör-
perhämophilen Patienten zum Tode führen, wie in dem Fall von *Loz-*

ner, der im Anschluß an eine Drüsenexcision verblutete. Auch über die Prognose der Erkrankung kann nicht sehr viel gesagt werden; sie ist jedenfalls als dubiös zu bezeichnen. Sicher ist jedoch, daß das Auftreten einer Hemmkörperhämophilie bei einer primär bestehenden Hämophilie dadurch die Prognose sehr beträchtlich verschlechtert, daß der Patient der einzigen wirklich wirksamen Therapie, der Bluttransfusionen, beraubt ist. Diese Verschlechterung der Prognose wirkt sich außerdem dadurch besonders ungünstig aus, daß nach Rückbildung des Hemmkörpers wieder wegen der Hämophilie erforderlich werdende Transfusionen neuerdings die Bildung des Hemmkörpers provozieren. Auch Übergang von Vollblut- auf Plasmatransfusionen oder Injektionen von antihämophilem Globulin vermag keine Änderung des Zustandes hervorzurufen. Dementsprechend ist man auch in therapeutischer Hinsicht ziemlich machtlos. Soferne es sich um offene, von außen zugängliche blutende Stellen handelt, ist von einer lokalen Behandlung mit Thrombin und in den meisten Fällen auch mit Thrombokinase eine Besserung zu erwarten. Von Bluttransfusionen ist Abstand zu nehmen, da dadurch die Gerinnungszeit nicht gebessert, ja eher verschlechtert und die Erkrankung weiter in Gang erhalten wird. In jenen Fällen aber, in denen die Anämie eine Behandlung mit Transfusionen dringend erfordert, ist die Transfusion gewaschener Erythrozyten zu empfehlen. Von allen anderen gerinnungsfördernden Medikamenten ist keine sichere Wirkung zu erwarten. Immerhin wird sich ein Versuch mit Sangostop, das als Pectin die Gerinnung auf kolloidchemischem Weg beeinflußt, sowie mit Clauden, einer Gewebsthrombokinase aus Lunge, empfehlen.

VIII. Zusammenfassung.

1. Es werden kurz die wichtigsten Theorien der Blutgerinnung besprochen. Hiebei werden besonders jene Vorgänge hervorgehoben, welche zur Aktivierung der Thrombozytenthrombokinase führen. Es ist dies das Zusammenwirken von benetzbaren Oberflächen und Calciumionen mit einem Plasmafaktor, dem antihämophilen Globulin. Dieser Reaktionsablauf, über dessen nähere Einzelheiten einstweilen nur Vermutungen möglich sind, wird als Vorphase der Gerinnung bezeichnet.

2. Es wird eine kurze Übersicht über die Gerinnungsstörung der einzelnen hämorrhagischen Diathesen gegeben, wobei aus differentialdiagnostischen Gründen besonders auf die wenig bekannten und atypischen Formen, wie Parahämophilie, Pseudohämophilie sowie auf die idiopathischen Hypoprothrombinämien eingegangen wird.

3. Es wird ausführlich die Gerinnungsstörung der Hämophilie besprochen, wobei die plasmatische Genese als die wahrscheinlichste hervorgehoben wird. Durch das Fehlen des antihämophilen Globulins, das entweder als Thrombozytolysin auf den Zerfall der Thrombozyten oder als Aktivator der aus den zerfallenen Thrombozyten freigewordenen noch inaktiven Thrombokinase wirkt, kommt es zu einem Mangel an aktiver Thrombokinase. Es werden die Argumente angeführt, die gegen das Bestehen einer primären, von der Thrombozytenthrombokinase differenten Plasmathrombokinase sprechen.

4. Es wird eine kurze Übersicht über die Symptomatologie der Hämophilie gegeben.

5. Es wird ein Fall einer atypischen hämophilieartigen Gerinnungsstörung geschildert, die bei einem 60jährigen Mann aus blutungsgesunder Familie aufgetreten war. Der Patient, der $1^1/_2$ Jahre vor der Erkrankung aus anderen Gründen eine Bluttransfusion erhalten hatte, erkrankte jetzt während eines polyarthritischen Schubes mit ausgedehnten Hämorrhagien. Es fand sich eine verlängerte Gerinnungs- und Recalcifikationszeit bei normaler Blutungszeit, Thrombozytenzahl, Capillarresistenz, normalem Fibrinogen, Prothrombin und Calcium. Es konnte gezeigt werden, daß das Blut des Patienten die Gerinnung von Normalblut bereits in Konzentrationen von 1 bis 10% deutlich hemmt.

6. Nach Angaben über die verwendete Methodik wird über experimentelle Untersuchungen zur Klassifizierung des im Blute kreisenden Hemmkörpers berichtet.

a) Der Hemmkörper ist nicht identisch mit dem physiologischen Antithrombin, Heparin oder dem Anticephalin nach *Tocantins*.

b) Die hemmende Aktivität findet sich am stärksten in der bei 34%iger Sättigung mit Ammonsulfat ausfallenden Eiweißfraktion, etwas weniger stark in der bei 40% ausfallenden, ist leicht wasserlöslich, also der Pseudoglobulinfraktion angehörend, und wandert elektrophoretisch mit den γ-Globulinen.

c) Die hemmende Aktivität kann nicht mit Lipoidextraktionsmitteln extrahiert werden, wird von Methyl- und Äthylalkohol zerstört.

d) Der Hemmkörper ist sehr widerstandsfähig gegen Lagerung, verträgt gereinigt Erhitzen auf 60 Grad durch 30 Minuten, im Plasma sogar 65 Grad durch 30 Minuten ohne wesentlichen Aktivitätsverlust.

e) Die Untersuchung über die Stellung im Gerinnungssystem ergibt, daß die 2. Phase der Gerinnung, Prothrombin und Faktor V nicht beeinflußt werden. Der Ablauf der ersten Phase wird unter bestimmten Bedingungen jedoch in bezug auf ihre Schnelligkeit gehemmt. Es besteht ein gewisser Antagonismus mit der Gewebsthrombokinase, jedoch nur insoferne, als diese die Wirkung des Hemmkörpers schon in verhältnismäßig kleinen Dosen aufhebt oder gar nicht von ihm beeinflußt wird, während gleich konzentrierte Thrombozytenthrombokinase weitgehend gehemmt wird. Die Aktivität des Hemmkörpers scheint also vorzüglich gegen die Thrombozytenthrombokinase gerichtet zu sein und nur in ganz großen Konzentrationen auch die Gewebsthrombokinase mitzuhemmen. Infolgedessen ist die verfügbare aktive Thrombokinase beim unbeeinflußten Gerinnungsablauf so sehr vermindert, daß die Gerinnung nur sehr langsam abläuft, während nach Zugabe von Gewebsthrombokinase nahezu normale Verhältnisse vorliegen.

7. Es wird eine Übersicht über die bisher beschriebenen durch Hemmkörper bedingten hämorrhagischen Diathesen gegeben. Man findet noch 14 weitere Fälle von Gerinnungsstörungen im Schrifttum, die dem hier beschriebenen weitgehend gleichen.

8. Auf Grund der großen Ähnlichkeit der klinischen Symptomatologie, der chemischen Eigenschaften der Hemmkörperfraktion und des gleichen oder ähnlichen Angriffspunktes bei den 15 Patienten wird die Berechtigung abgeleitet, diese Fälle zusammenzufassen und als eine besondere selbständige Form von den übrigen hämorrhagischen Diathesen abzugrenzen. Es wird für diese Erkrankung der Name *Hemmkörperhämophilie* vorgeschlagen.

9. Es wird die Annahme diskutiert, daß der Hemmkörper auf Grund einer Antigen-Antikörper-Reaktion bei besonders hiefür disponierten Individuen (besonders bei Hämophilen) im Anschluß an sensibilisierende Vorgänge (Bluttransfusionen, Schwangerschaften) entsteht und gegen das antihämophile Globulin oder eine Form der Thrombokinase oder gegen ihre Aktivierung gerichtet ist. Es wird deshalb davor gewarnt, ohne besondere Notwendigkeit Bluttransfusionen und Injektionen von antihämophilem Globulin vorzunehmen (z. B. rein prophylaktisch bei Hämophilie). Hiebei scheinen hämophile Patienten wesentlich gefährdeter zu sein als andere, da das antihämophile Globulin für den Hämophilen wie ein körperfremder Eiweißkörper wirken kann.

10. Es werden klinische Symptomatologie, Gerinnungsstörung, Ätiologie, Differentialdiagnose, Verlauf, Prognose und Therapie der Hemmkörperhämophilie besprochen.

Literaturverzeichnis.

Addis, J. Pathol. a. Bact. *15*, 427 (1911).

Alexander, Landwehr, J. clin. Invest. *27*, 98 (1948).

Allen, J. G., Moulder, Elghammer, R. M., Großmann, B. J., McKeen, C. L., San- derson, M., Egner, W., Crosbie, J. M., J. labor. a. clin. Med. *34*, 473 (1949).

Allen, J. G., Moulder, McKeen, C. L., Egner, W., Leghammer, R. M., Großmann. B. J., Proc. Soc. exper. Biol. a. Med. *70*, 144 (1949).

Allen, Sanderson, Milham, Kirschon, Jacobson, J. exp. Med. *87*, 71 (1948).

Apitz (1), Ergebn. inn. Med. *61*, 54 (1942).

— (2), Ergebn. inn. Med. *62*, 617 (1942).

— (3), Ergebn. inn. Med. *63*, 1 (1943).

Astrup, Darling (1), Acta physiol. Scand. *4*, 293 (1942).

—, — (2), Acta physiol. Scand. *5*, 13 (1943).

Astrup, Sels, Volkert, Biochem. Z. *315*, 303 (1943).

Austin, Quastler, Am. J. med. Sci. *210*, 491 (1945).

Barnard, R. D., Science *107*, 571 (1948).

Baserga, A., Nicola, P., Schweiz. med. Wschr. *79*, 801 (1949).

Bauer, K. H., Wehefritz, E., Arch. Gynäk. *121*, 462 (1924).

Bayrd, E. D., Heck, F. J., J. Am. med. Ass. *133*, 147 (1947).

Bendien, van Creveld (1), Acta brev. neerl. Physiol. *5*, 135 (1935).

—, — (2), ebda. *7*, 2 (1937).

—, — (3), Am. J. Dis. Childr. *54*, 713 (1937).

—, — (4), Acta brev. neerl. Physiol. *7*, 83 (1937).

—, — (5), ebda. *8*, 136 (1938).

Berg, Herzog, Fortschr. Röntgenstr. *65*, 126 (1942).

Birch (1), J. Am. Med. Ass. *99*, 1566 (1932).

— (2), Proc. Soc. exp. Biol. Med. *28*, 752 (1931).

Björkman, Acta med. Scand. *129*, 472 (1948).

Boggs, Am. J. Med. Sci. *188*, 811 (1934).

Bordet, J. (1), Compt. rend. Soc. biol. Par. *82*, 896, 921, 1139 (1919).

— (2), Ann. Instit. Pasteur *34*, 561 (1920).

Bordet, J., Renaux, E., Bordet, P., Compt. rend. Soc. Biol. Par. *96*, 141 (1927).

Brandes, Z. klin. Med. *119*, 504 (1932).

Breckoff, Mschr. Kinderheilk. *28*, 232 (1924).

Brinkhous (1), Am. J. med. Sci. *198*, 509 (1939).

— (2), Proc. Soc. exp. Biol. a. Med. *66*, 117 (1947).

Brinkhous, Smith, Warner, Seegers, Am. J. Physiol. *125*, 683 (1939).

Broca, Med. Klin. 1445 (1907).

Burstein, Rev. Hématol. *2*, 498 (1947).

Castex, Pavlowsky, Sang *18*, 1 (1947).

Chargaff (1), J. biol. Chem. *125*, 671 (1938).

— (2), ebda. *125*, 661 (1938).

Chargaff (3), ebda. *125*, 677 (1938).
— (4), ebda. *121*, 175 (1937).
— (5), ebda. *121*, 187 (1937).
Chargaff, West, ebda. *166*, 189 (1946).
Chevallier, Guillot, Fiehrer, Pasquier, Sem. Hôp. Par. *22*, 1607 (1946).
Chiari, H., Die blutigen Gelenkerkrankungen im Handbuch der speziellen pathologischen Anatomie und Histologie. Bd. 9/II, S. 1 (1934).
Clowes, G. (1), Proc. Soc. exp. Biol. a. Med. *11*, 6 (1913).
— (2), Am. J. Physiol. *42*, 610 (1917).
Cohn, Strong, Hughes, Mulford, Ashworth, Melin, Taylor, Am. J. Chem. Soc. *68*, 459 (1946).
Collaud, Schweiz. med. Wschr. 219 (1926).
Conley, C. L., Hartmann, R. C., Lalley, Proc. Soc. exp. Biol. a. Med. *68*, 284 (1948).
Conley, C. L., Hartmann, R. G., Morse, W. C. (1), J. Clin. Invest. *28*, 340 (1949).
—, —, — (2), Bull. J. Hopkins Hosp. *84*, 255 (1949).
Conley, Rathbun, Morse, Robinson, Bull. J. Hop. Hosp. *83*, 288 (1948).
Copley, A. L., J. Am. Med. Ass. *137*, 145 (1948).
Craddock, Lawrence, Blood 2, 505 (1947).
Cramer, W., Pringle, H. (1), J. Physiol. *45*, XI (1912).
—, — (2), Quart. J. Physiol. *6*, 1 (1913).
Van Creveld (1), Mschr. Kindergeneesk. *3*, 351 (1934).
— (2), Acta pädiatr. Scand. *29*, 37 (1941).
Van Creveld, Mastenbroek (1), Acta brev. neerl. Physiol. *11*, 207 (1941).
—, — (2), Ned. Tschr. Geneesk. *21*, 1305 (1947).
Croicat, Revol, Favre-Gilly, J. Méd. Lyon 28, 717 (1947).
Csefkó, Gerendás, Udvary, Arch. biol. Hung. *18*, 186 (1948).
Dam, Vendt, Lancet 1940, I, 70.
Deutsch, E., Klin. Med. 2, 293 (1947).
Dieter, D. G., Spooner, M., Pohle, F. J., Blood 4, 120 (1949).
Dixon, Proc. Soc. exp. Biol. a. Med. *68*, 505 (1948).
Dyckerhoff, Goossens, Z. exp. Med. *104*, 116 (1938).
Dyckerhoff, Goossens, Schwandtke, ebda. *105*, 145 (1938).
Dyckerhoff, Grünwald, Biochem. Z. *315*, 124 (1943).
Dyckerhoff, Kürten, ebda. *284*, 111 (1936).
Dyckerhoff, Marx (1), ebda. *313*, 107 (1942).
—, — (2), Z. exp. Med. *110*, 375 (1942).
Dyckerhoff, Miehler, Steiner, Biochem. Z. 297, 342 (1938).
Dyggve, Acta Med. Scand. *127*, 382 (1947).
Eagle (1), J. gen. Physiol. *18*, 813 (1935).
— (2), Medicine *16*, 95 (1937).
Eley, Green, McKhann, Kapnick, Coady, J. Ped. 8, 135 (1936).
Estren, Medal, Dameshek, Blood 1, 504 (1946).
Etlinger, Jahrb. Kinderheilk. *54*, 24 (1901).
Evans, Howell, Am. J. Physiol. 98, 131 (1931).
Fantl, Nance, Med. J. Australia 1946, II, 125.
Feissly, R. (1), Klin. Wschr. 4, 879 (1925).
— (2), Helvet. Med. Acta 7, 583 (1940).
— (3), Helvet. Med. Acta *8*, 823 (1941).
— (4), Helvet. Med. Acta *10*, 3 (1943).
— (5), ebda. *12*, 215 (1945).
— (6), ebda. *13*, 313 (1946).

Feissly, Fried, Klin. Wschr. *3,* 831 (1924).

Feissly, Fried, Oehrli, ebda. *10,* 829 (1931).

Ferguson, Am. J. Physiol. *108,* 670 (1933).

Ferguson, Lewis, Proc. Soc. exp. Biol. a. Med. *67.* 228 (1948 .

Fernau, Schramek, Zarzycki, Strahlentherapie *3,* 333 (1913).

Fonio, A. (1), Grenzgeb. Med. u. Chir. *28,* 313 (1914).

— (2), Ergebn. inn. Med. *51,* 443 (1936).

— (3), Schweiz. med. Wschr. *79,* 827 (1949).

Fonio, A., Vannotti, A., Schweiz. med. Wschr. *64,* 1086 (1934).

Forfota, Röntgenpraxis *3,* 399 (1931).

Fowler, Am. J. Med. Sci. *193,* 191 (1937).

Frank, Neue dtsch. Klinik *IV,* 385 (1930).

Frank, Hartmann, Klin. Wschr. *6,* 435 (1927).

Freund, E., Virch. Arch. *256.* 158 (1925).

Fuchs, H. J., Ergebn. inn. Med. *38,* 173 (1930).

Fuchs, Falkenhausen, Klin. Wschr. *9,* 928 (1930).

Fuji (1), Mitt. med. Ges. Tokio *47,* 483 (1933).

— (2), Jap. J. med. Sci. Trans. VIII, Int. Med. *4.* 91 (1936).

— (3), Mitt. med. Ges. Tokio *47,* 666 (1933).

— (4), Jap. J. med. Sci. Trans. VIII, Int. Med. *4,* 129 (1936).

Giordano, Am. J. Clin. Pathol. *13,* 285 (1943).

Glanzmann, Steiner, Keller, Schweiz. med. Wschr. *70,* 1243, 1261 (1940).

Goddard, C., Am. J. Physiol. *35,* 333 (1914).

Govaerts, Gratia, Rev. Belge Sci. Méd. *3,* 689 (1931).

Grandidier, Die Hämophilie, Leipzig, 1877.

Gressot, E., Z. klin. Med. *76,* 194 (1912).

Günder, Arch. Rassenbiol. *33,* 412 (1940).

Günsel, Röntgenpraxis *14,* 81 (1942).

Halliwell, Bricham, Ann. Int. Med. *29,* 803 (1948).

Handley, Nussbrecher, Quart. J. Med. *4,* 165 (1935).

Hartmann, Conley, Lalley, Bull. J Hop. Hosp. *85,* 231 (1949).

Hauser (1), Ann. Pediat. *165,* 142 (1945).

— (2), Schweiz. med. Wschr. *76,* 324 (1946).

Hecht, ebda. *73,* 14 (1943).

Heil, Diskussionsbemerkung zu *Heilmeyer, Schaich, Stadler, Keiderling.* Die Thiosemi-
  carbazonwirkung (TB I 698) bei tuberkulösen und nicht tuberkulösen Erkrankungen. Tagung der dtsch. Ges. inn. Med., Karlsruhe, 19. bis 21. Mai 1948.

Heindl, Anderson, Friedlander, Ann. Int. Med. *29,* 347 (1948).

Heinhild, Acta Med. Scand. *118,* 479 (1944).

Henderson, Donaldson, Scarborough, Quart. J. Med. *14,* 101 (1945).

Hess, Bull. J. Hop. Hosp. *26,* 372 (1915).

Hewlett, J., Haden, R. L., J. Labor. a. clin. Med. *34,* 151 (1949).

Hoff, May, Z. klin. Med. *112,* 558 (1930).

Holoubek, J. E., Hendrick, J. V., Hollis, W. J., J. Am. med. Ass. *139.* 214 (1949).

Honorato, Quick, A., Am. J. Physiol. *150,* 405 (1947).

Howell (1), Am. J. Physiol. *29,* 187 (1911).

— (2), ebda. *35.* 474 (1914).

— (2 a), Arch. int. Med. *13,* 76 (1914).

— (3), Am. J. Physiol. *77,* 680 (1926).

— (4), Physiol. Rev. *15,* 435 (1935).

— (5), Bull. New York Acad. Med. *15,* 3 (1939).

Howell, Cekada, Am. J. Physiol. *78,* 500 (1926).

Howell, Holt, ebda. *47,* 328 (1918).

Jacobson, L. O., Harris, E. K., Baston, E., Allen, J. G., Block, M. H., J. Labor. a. clin. Med. *33,* 1566 (1948).

Joules, McFarlane, Lancet *234,* 715 (1938).

Klinger, Z. klin. Med. *85,* 335 (1918).

Klinke, K., Jahrb. Kinderheilk. *107,* 238 (1925).

König, F., Slg. klin. Vortr. Leipzig, Chir. *1,* 233 (1890).

Kottmann, Lidsky, Münch. med. Wschr. *57,* 13 (1910).

Lacassagne, Lattés, Lavedan, J. de Radiol. et électrol. *9,* 1. 67 (1925).

Lamy, Burstein, Soulier, Rev. d'Hématol. *1,* 421 (1946).

Lavergne, G., Lavergne-Poindessault, Bl., Compt. rend. Soc. Biol. Par. *135.* 1199 (1941).

Lawrence, Craddock, Science *106,* 473 (1947).

Lawrence, S. S., Johnson, J. B., Tr. Am. Clin. a. Clim. Ass. *57,* 223 (1942).

Lenggenhager (1), Münch. med. Wschr. *82,* 2067 (1935).

— (2), Helvet. Med. Acta *1,* 527 (1935).

— (3), Klin. Wschr. *15,* 1835 (1936).

— (4), Mitt. Grenzgeb. Med. u. Chir. *44,* 425 (1936).

— (5), Schweiz. med. Wschr. *76,* 410 (1946).

Levine, P., Blood *3,* 404 (1948).

Levy, L., Ann. Int. Med. *27,* 96 (1947).

Lewis, Tagnon, Davidson, Minot, Taylor, Blood *1,* 166 (1946).

Lozner, Jolliffe, Taylor, Am. J. Med. Sci. *199,* 318 (1940).

Lozner, Kark, Taylor, J. Clin. Invest. *18,* 603 (1939).

Lozner, Taylor, J. Clin. Invest. *18,* 821 (1939).

Lundsteen, Acta Med. Scand. *112,* 90 (1942).

Lüscher, E., Labhart, A., Schweiz. med. Wschr. *79,* 598 (1949).

—, — A., *Uehlinger, E.,* Helvet. med. Acta *16,* 283 (1949).

McFarlane, Lancet *234,* 309 (1938).

Madison, Quick, Am. J. med. Sci. *209,* 443 (1945).

Marsovszky, Klin. Wschr. *19,* 1190 (1940).

Marx, Bayerle, Jörgens, Dtsch. Arch. klin. Med. *194,* 194 (1949).

Mellanby, Proc. Royal Soc. London B *116,* 1 (1934).

Milstone, J. H. (1), Science *106,* 546 (1947).

— (2), J. gen. Physiol. *31,* 301 (1948).

— (3), Proc. Soc. exp. Biol. a. Med. *68,* 225 (1948).

Minot, Davidson, Lewis, Tagnon, Taylor, J. Clin. Invest. *24,* 704 (1945).

Minot, Lee, Arch. Int. Med. *18,* 474 (1916).

Morawitz, P., Ergebn. Physiol. *4,* 307 (1905).

Morawitz, P., Brugsch, Arch. exp. Path. u. Pharmakol. *172,* 657 (1933).

Morawitz, P., Jürgens, Münch. med. Wschr. *77,* 2001 (1930).

Morawitz, P., Lossen, Dtsch. Arch. klin. Med. *94,* 110 (1908).

Munro, F. L., J. Clin. Invest. *25,* 422 (1946).

Munro, F. L., Jones, Am. J. Med. Science *206,* 710 (1943).

Munro, F. L., Munro, M. P., J. Clin. Invest. *25,* 814 (1946).

Murphy, Clark, Am. J. Med. Sci. *207,* 77 (1944).

Murphy, Ware, Seegers, Proc. Soc. exp. Biol. a. Med. *69,* 216 (1948).

Nolf, Herry, Rev. de Méd. *29,* 841 (1909); *30,* 19, 106 (1910).

Opitz, Ergebn. inn. Med. *29,* 628 (1926).

Opitz, Frei, Jahrb. Kinderheilk. *94,* 374 (1921).

Opitz, Silberberg, Klin. Wschr. *3*, 1443 (1924).

Opitz, Zweig, Jahrb. Kinderheilk. *107*, 155 (1924).

Owren, P. A. (1), Proc. Norwegian Acad. Sci. (1944) 21.

— (2), The coagulation of blood, Oslo, 1947.

— (3), Lancet *252*, 446 (1947).

— (4), Bull. Schweiz. Acad. Wiss. *3*, 163 (1947).

— (5), Biochem. J. *43*, 136 (1948).

Parkin, T. W., Hall, B. E., Watkins, C. H., Proc. Mayo Clin. *28*, 309 (1948).

Patek, Stetson, J. Clin. Invest. *15*, 531 (1936).

Patek, Taylor (1), Science *84*, 271 (1936).

—, — (2), J. Clin. Invest. *16*, 113 (1937).

Perkins, Blood *1*, 497 (1946).

Petersen, O. H., Arch. klin. Chir. *126*, 456 (1923).

Pickering, Gladstone, J. Physiol. *59*, LXV (1924/25).

Plum (1), Ugeskr. Laeg. (1943) 59.

— (2), Acta Med. Scand. *113*, 262 (1943).

Pohle, Taylor (1), J. Clin. Invest. *17*, 677 (1938).

—, — (2), J. Clin. Invest. *17*, 779 (1938).

Quick, A. (1), Am. J. Med. Sci. *201*, 469 (1941).

— (2), The hemorrhagic diseases and the physiology of hemostasis, Springfield, 1942.

— (3), Am. J. Physiol. *140*, 212 (1943).

— (4), J. Lab. a. Clin. Med. *31*, 79 (1946).

— (5), Am. J. Med. Sci. *214*, 272 (1947).

— (6), Lancet *253*, 379 (1947).

— (7), Am. J. Physiol. *151*, 63 (1947).

— (8), J. biol. Chem. *109*, LXXII (1935).

— (9), Proc. Soc. exp. Biol. a. Med. *42*, 788 (1939).

— (10), Am. J. Physiol. *123*, 712 (1938).

— (11), Science *106*, 591 (1947).

Quick, A., Shanberge, Stefanini (1), J. Lab. a. Clin. Med. *34*, 761 (1949).

Quick, A., Shanberge, J. W., Stefanini (2), Am. J. Med. Sci. *217*, 198 (1949).

Quick, A., Stanley-Brown, M., Bancroft, F., Am. J. Med. Sci. *190*, 501 (1935).

Quick, A., Stefanini (1), Proc. Soc. exp. Biol. a. Med. *67*, 111 (1948).

—, — (2), J. Lab. a. Clin. Med. *34*, 973 (1949).

—, — (3), J. gen. Physiol. *32*, 191 (1948).

—, — (4), J. Lab. a. Clin. Med. *34*, 1203 (1949).

Quick, A., Stapp, Am. J. med. Sci. 214, 272 (1947).

Rabe, Salomon, Dtsch. Arch. Klin. Med. *132*, 240 (1920).

Reichel, Chr. (1), Klin. Wschr. *21*, 1082 (1942).

— (2), Klin. Wschr. *22*, 258 (1943).

— (3), Z. physiol. Chem. *280*, 32 (1944).

Reinicke, Wohlwill, Arch. klin. Chir. *154*, 425 (1929).

Rekers, Field, Science *107*, 16 (1948).

Rhoads, Fitz-Hugh, Am. J. Med. Sci. *202*, 662 (1941).

Risak, Z. klin. Med. *128*, 605 (1935).

Rovatti, Z. exp. Med.*111*, 385 (1942).

Rypins, Am. J. Röntg. *31*, 597 (1934).

Sahli (1), Z. klin. Med. *56*, 264 (1905).

— (2), Dtsch. Arch. klin. Med. *99*, 518 (1910).

Schloessmann (1), Die Hämophilie. Neue Dtsch. Chir. Bd. 47, 1930.

Schloessmann (2), Arch. klin. Chir., 54. Tagg. dtsch. Ges. Chir. 25 (1930).

Schmidt, A. (1), Pflügers Arch. *6,* 445 (1872).

— (2), Die Lehre der fermentativen Gerinnungserscheinungen, Dorpat, 1876.

Schönholzer, Arch. klin. Med. *184,* 496 (1939).

Schütz, F., J. Physiol. *101,* 27 (1942).

Shouse, S. S., Warre, S. L., Whipple, G. E., J. exp. Med. *53,* 421 (1931).

Smith, F. R., Jacobson, L. O., Spurr, C. L., Allen, J. G., Block, M., Science *107,* 474 (1948).

Solé, Klin. Wschr. *14,* 1354 (1935).

Solis-Cohen, Levine, Am. J. Röntg. *31,* 487 (1934).

Soulier, J. P., Rev. d'Hémat. *3,* 302 (1948).

Soulier, Burstein, Blood *3,* 1188 (1948).

Stefanini, Experientia 5, 330 (1949).

Stuber, B., Lang, K., Die Physiologie und Pathologie der Blutgerinnung, Berlin-Wien. **1930.**

Taege, Münch. med. Wschr. *76,* 714 (1929).

Taylor, Davidson, Tagnon, Adams, McDonald, Minot, J. clin. Invest. *24,* 698 (1945).

Tocantins, L. (1), Fed. Proc. *1,* 85 (1942).

— (2), Fed. Proc. *2,* 48 (1943).

— (3), Am. J. Physiol. *139,* 265 (1943).

— (4), Proc. Soc. exp. Biol. a. Med. *54,* 94 (1943).

— (5), Proc. Soc. exp. Biol. a. Med. *55,* 291 (1944).

— (6), Proc. Soc. exp. Biol. a. Med. *57,* 211 (1944).

— (7), Am. J. Physiol. *143,* 67 (1945).

— (8), Blood *1,* 156 (1946).

Tocantins, Carroll, Proc. Soc. exp. Biol. a. Med. *69,* 431 (1948).

Tzanck, A., Soulier, J. P., Blatrix, Ch., Rev. d'Hémat. *4,* 502 (1949).

Uehlinger, E., Helv. med. Acta *16,* 508 (1949).

Volkert (1), Biochem. Z. *309,* 347 (1941).

— (2), Acta physiol. Scand. *5,* 365 (1943).

— (3), Acta physiol. Scand. 5, Supplementum XV.

— (4), Biochem. Z. *314,* 34 (1943).

Waldenström, Schweiz. med. Wschr. *78,* 927 (1948); Acta med. Scand. *117,* 216 (1944).

Ware, A. G., Fahey, J. L., Seegers, W. H., Am. J. Physiol. *154,* 140 (1948).

Ware, Guest, Seegers (1), J. biol. Chem. *169,* 231 (1947).

—, —, — (2), Science *106,* 41 (1947).

Ware, Murphy, Seegers, Science *106,* 618 (1947).

Ware, Seegers, J. biol. Chem. *172,* 699 (1948).

Warren, S., Drager, R. H., Naval Bull. *46,* 1349 (1946).

Weil, É. (1), Press. méd. 673 (1905).

— (2), Bull. e. Mém. Soc. Méd. Hôp. Par. *23,* 1001 (1906).

— (3), L'Hémophilie. Affection familiale. Paris, Masson 1946.

— (4), Rev. Chir. *4,* 199 (1931).

— (5), Bull. e. Mém. Soc. Méd. Hôp. Par. III s., *47,* 1665 (1931).

Widenbauer (1), Nordostdeutsche Path. Physiol. Tagg., Danzig. 25. X. 1941, Zentralbl. inn. Med. *63,* 132 (1942).

— (2), Dtsch. med. Wschr. *68,* 1243 (1942).

Widenbauer, Reichel, Klin. Wschr. *20,* 1129 (1941).

Willebrand, Acta med. Scand. *76,* 521 (1931).

Willebrand, Jürgens (1), Klin. Wschr. *12,* 414 (1933).

Willebrand, Jürgens (2), Dtsch. Arch. klin. Med. *175*, 453 (1933).
Wöhlisch, E. (1), Ergebn. Physiol. *28*, 441 (1929).
— (2), Ergebn. Physiol. *43*, 174 (1940).
— (3), Münch. med. Wschr. *68*, 1382 (1921).
— (4), Z. exp. Med. *36*, 3 (1923).
Wolff, J., Jahrb. Kinderheilk. *148*, 33 (1936/37).
Wright, Doan, Dodd, Thomas, J. Lab. a. Clin. Med. 708 (1948).
Wuhrmann, Dtsch. Arch. klin. Med. *179*, 533 (1937).
Wuhrmann, F., Leuthardt, F., Klin. Wschr. *17*, 409 (1938).
Wuhrmann, F., Wunderly, Ch., Die Bluteiweißkörper des Menschen, Benno Schwabe, Basel, 1947.

Namenverzeichnis.

Addis 22, 23, 24
Alexander 25
Allen 54, 78 f.
Anderson 19
Apitz 15
Astrup 44, 52 f.
Austin 19

Bancroft 43
Barnard 79
Baserga 10
Bayerle 35
Bayrd 80
Bendien 24, 25
Berg 33
Birch 23, 29
Björkman 17
Blatrix 84 ff.
Boggs 37
Bordet 3, 6
Brandes 22
Breckoff 17
Brinkhous 11, 27 ff., 54
Broca 21, 84
Bucara 36
Burstein 23, 81 ff.

Castex 79
Cekada 23
Chargaff 54, 65, 81 ff.
Chevallier 30
Chiari 33
Clark 19
Clowes 8
Collaud 34
Conley 11, 79, 82 ff.
Copley 79
Craddock 82 ff.
Cramer 8
Creveld 17, 24, 25
Croicat 17
Csefkó 4

Dam 22, 23, 27, 30
Darling 44, 52, 53
Davidson 25
Deutsch 40, 84 ff.
Dieter 83 ff.
Dixon 79
Doan 25
Dodd 25
Donaldson 17
Drager 78
Dyckerhoff 4, 23, 54, 78

Dyggve 17
Eagle 9, 22, 23, 27, 30
Eley 31
Estren 17
Ettlinger 31
Evans 21

Fahey 6
Falkenhausen 21
Fantl 83 ff.
Favre-Gilly 17
Feissly 10, 21, 23, 24, 26, 90
Ferguson 8, 25
Fernau 78
Field 79
Fitz-Hugh 19
Fonio 23, 31, 34, 37
Forfota 33
Fowler 17
Frank 21, 31
Frei 17
Freund 33
Fried 22, 23
Friedländer 19
Fuchs 3, 21
Fuji 22, 24

Gerendás 4
Giordano 19
Gladstone 84
Glanzmann 17
Goddard 8
Goossens 23
Govaerts 23, 24, 29
Grandidier 21, 31
Gratia 23, 24, 29
Gressot 22
Grünwald 54
Guest 5
Günder 17
Günsel 33

Haden 36, 89
Hall 79
Handley 17
Hartmann 11, 21, 79
Hauser 19
Heck 80
Heindl 19
Heinhild 19
Henderson 17
Herry 21
Herzog 33
Hess 18

Hewlett 36, 89
Hoff 22
Holoubek 79
Holt 54
Honorato 5
Howell 4, 21 ff., 54

Jacobson 79
Johnson 81 ff.
Jolliffee 80 ff.
Jones 81 ff.
Jörgens 35
Joules 17, 36, 89
Jürgens 17

Kark 25
Keller 17
Klinger 21, 22
Klinke 21
König 33
Kottmann 22, 30
Kürten 4

Labhart 79
Lacassagne 78
Lalley 79
Lamy 81 ff.
Landwehr 25
Lang 3
Lavergne 40
Lawrence 81 ff.
Lee 23
Lenggenhager 9, 26
Levine 33, 97
Levy 17
Lewis 25
Lidsky 22, 30
Lossen 21, 30
Lovemann 36, 89
Lozner 25, 80 ff.
Lundsteen 23, 29
Lüscher 79

Madison 36, 89
Marsovszky 80
Marx 4, 35, 78
Mastenbroeck 25
May 22
McFarlane 17, 36, 89
Mellanby 54
Miehler 4
Milstone 10, 25
Minot 23, 25
Morawitz 1, 17, 21, 30
Morse 82 ff.
Munro 81 ff.
Murphy 5, 19

Nance 83 ff.
Nicola 10
Nolf 21

Nussbrecher 17

Oehrli 22
Opitz 17, 23, 31
Owren 6, 18

Parkin 79
Patek 23, 24 f.
Pavlowsky 79
Perkins 17
Petersen 33
Plum 19
Pickering 84
Pohle 25, 83 ff.
Pringle 8

Quastler 19
Quick 4, 8, 10, 13, 19, 30. 36, 43, 54, 82 ff.

Rabe 17
Rathbun 82 ff.
Reichel 10
Reinecke 33 f.
Rekers 79.
Rhoads 19
Risak 17
Robinson 82 ff.
Rovatti 40
Rypins 33

Sahli 21, 22, 24
Salomon 17
Scarborough 17
Schloessmann 31, 33, 37
Schmidt A. 2
Schönholzer 17
Schrank 78
Seegers 5, 54
Shanberge 10
Sheuse 78
Silberberg 17
Smith 54, 79
Solé 31
Solis-Cohen 33
Soulier 10, 81 ff.
Spooner 83 ff.
Stanley-Brown 43
Stapp 13
Stefanini 5, 8, 10, 82 ff.
Steiner 4, 17
Stetson 23, 24
Stuber 3, 21

Taege 21
Tagnon 25
Taylor 24, 25, 80, 84 ff.
Thomas 25
Tocantins 8, 22, 27, 40, 52
Tzanck 84 ff.

Udvary 4
Uehlinger 80

Vanotti 34
Vendt 22, 23, 27, 30
Volkert 52, 53, 78

Waldenström 80
Ware 5
Warner 54
Warren 78
Watkins 79
Weil 21. 24, 31, 34, 84

West 81 ff.
Widenbauer 10
Wöhlisch 8, 9, 21
Wohlwill 33 f.
Wolff 17
Wright 25
Wuhrmann 23, 61, 64
Zarzycki 78
Zweig 23

Sachverzeichnis.

Accelerator aus Thrombozyten 6
— -Globulin, Plasma- 5
— -Globulin, Serum- 5
Acidoglobulin 10
Afibrinogenämie 15, 17
Anticephalin 8, 14, 27, 52, 58
Antithrombin 2, 53 f., 78
— Bestimmung des 44

Bluttransfusion 90
Blutungsübel, angiopathische 15
— dysthrombotische 15
Blutungszeit 42

Calzium 18
— Thrombozytenzerfall 8
Clupeinsulfat 54
Co-Autokatalyse 6
Cofaktor, protoplasmatischer des
   Thromboplastins 5
Cytozym 2, 4

Diathese, hämorrhagische 15
Dicumarol 5

Faktor V 6, 18
— — Darstellung des 46
— VI 7
— labiler 4
Fibrin 2
Fibrinogen 2
— Darstellung des 48
Fibrinogenopenie 15, 17
Fibrinolyse 2
Fluor 3, 22

Gerinnungstheorie, klassische 1
— kolloid-chemische 3
— nach Bordet 3
— nach Lenggenhager 9
Gerinnungszeit 42
Germanin 3
Globulin, antihämophiles 12, 25, 29,
   90, 96

Glykolyse 3

Hämophilie 15, 21 ff.
— Anticephalin bei 27
— Antiprothrombin bei 21
— Calzium bei 21
— Erblichkeit der 35
— Fibrinogen bei 21
— Fluor bei 22
— Gefäßzerreißlichkeit bei 33
— Gelenksblutungen bei 33
— Gerinnungsstörung bei 21 ff.
— Hemmkörper bei 21
— Heparin bei 21
— Manifestation der 31
— Plasmathrombokinase bei 24
— Proserozym bei 21
— Prothrombin bei 22
— Prothrombinconsumptiontest bei 30
— sporadische 20, 37
— Symptomatologie der 31 ff.
— Thrombozyten bei 22
— Wirkung der Gewebsextrakte bei 30
— Wirkung der Thrombozytenthrom-
   bokinase bei 30
Hämophilieähnliche Erkrankung der
   Frau 17, 36, 88
Hemmkörper, Beeinflussung der I. Ge-
   rinnungsphase 69 ff.
— Beeinflussung der Gewebsthromboki-
   nase 69
— Beeinflussung der Thrombozyten-
   thrombokinase 72
— Beeinflussung der Vorphase 75
— Beeinflussung der II. Gerinnungs-
   phase 68
— Beeinflussung des Faktors V 69
— chemische Eigenschaften 58 ff., 87
— Entstehungsursache 89
— Fällbarkeit 58
— Identität mit Anticephalin 58
— Identität mit Antithrombin 53
— Identität mit Heparin 53 ff.

Hemmkörper, Nachweis im Blut 49 ff.
— Prothrombinverbrauch 76
— Verhalten bei Elektrophorese 61
— Verhalten gegen Lipoidextraktions-
  mittel 65
— Widerstandsfähigkeit gegen Hitze 66
Hemmkörperhämophilie, Ätiologie der
  96
— Blutbild bei 93
— Blutungszeit bei 86
— Calzium bei 86, 94
— Capillarresistenz bei 94
— Casuistik 37 ff., 80 ff.
— Differentialdiagnose der 97
— Fibrinogen bei 86, 94
— Gelenksblutungen bei 85, 92
— Gerinnungsstörung bei 94 ff.
— Gerinnungszeit bei 86, 94
— Manifestation der 85, 93˙
— Plasmatauschversuch bei 95
— Präzipitine bei 87
— Prognose der 99
— Prothrombin bei 86, 94
— Prothrombinverbrauch bei 87, 94
— Retraktion bei 86
— Sternalpunktat bei 93
— Symptomatologie der 92
— Therapie der 99
— Thrombozyten bei 86, 94
— Verlauf der 98
Heparin 3, 52, 53 ff.
— -Co-Inhibitor 52
Hippel-Lindausche Erkrankung 15
Hirudin 3
Histon 56
Homoglobulin 10
Hyperheparinämie bei Leukämie 79
— durch jonisierende Strahlung 78
— nach N-Lost 79
Hypoprothrombinämie, hepatargische
  15, 18
— idiopathische 19
— physiologische 15
— steatorrhoische 15, 18

Kaolin 9
Konduktoren 35

Magnesiumsulfat 3
Makroglobulinämie 80
Metathrombin 2
Möller-Barlowsche Krankheit 15
Myelom, multiples, Gerinnungsstörung
  bei 79

Oberflächen, benetzbare 8

Parahämophilie 15, 18
Pemphigus 91
Plasma, gelagertes 4

Plasmatauschversuch 50 ff., 95
Plasmathrombokinase 10, 24, 29
Pre-A 5
Pro-Prothrombinase 6
Proserozym 3
Protaminsulfat 56
Proteine visqueuse 10, 26
Prothrombase 2
Prothrombin 2
— A 5
— B 5
— Darstellung des 47
— Methode der Bestimmung 43
Prothrombinase 7
Prothrombinverbrauch bei Hämophilie
  30
— bei Hemmkörperhämophilie 76
— bei Thrombopenie 10
— Methode der Bestimmung 44
Prothrombokinase 9, 29
Prothrombokinin 9
Pseudohämophilie 16
Purpura abdominalis Henoch 15
— fulminans 15
— hyperglobulinämica 80
— Majocchi 15
— rheumatica Schönlein 15
— simplex 15

Recalzifikationszeit, Methodik der 42
Retraktion 2, 84 ff.

Schwangerschaft 96
Serozym 3
Skorbut 15

Telcangicktasia, annularis 15
— hereditaria hämorrhagica Osler 15
Thrombase 2
Thrombasthenie 15
Thrombin 2
Thrombogen 2
Thrombokatalysin 26
Thrombokinase 2, 8
— Darstellung der 45
Thrombokinin 2, 9
Thrombopathie, hereditäre konstitutio-
  nelle Willebrand 16
Thrombopenie 9, 15
Thromboplastin 2
Thromboplastinogen 13, 29
Thrombozyten 2, 8, 11, 22, 28, 72, 80 ff.
Thrombozytenaufschwemmung, Dar-
  stellung der 46
Thrombozytenthrombokinaselösung 46
Thrombozytolysin 12, 29
Toluidinblau 54

Vorphase 13, 29, 75, 97
Zitrat 3

Additional information of this book

(Die Hemmkörper-Hämophilie; 978-3-662-24100-4) is provided:

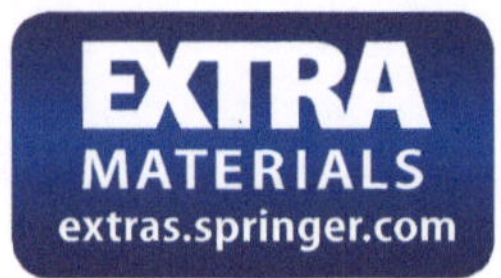

http://Extras.Springer.com